病気にならない人は何を食べているのか

森 由香子

青春新書
PLAYBOOKS

40代を境に、「カラダ」も「食の常識」も変わります！

私は、クリニックで食事・栄養の相談をして約12年になります。

コレステロールや中性脂肪、血糖といった血液検査の値や、高血圧、肥満などを改善しようと来院される方の年齢をみると、40代を境にぐっと増えはじめる傾向にあります。これはどういうことでしょうか。

私たちのカラダは加齢とともに、誰しも必ず変化します。たとえ健康であっても、40歳前後から、代謝が衰える、栄養素の吸収率が下がる、骨量が減る、筋力が落ちる、ホルモンの分泌量が減る、記憶力が落ちる、五感が鈍るなど、さまざまな変化が起きてくるのです。

実際、みなさんも、40歳頃から「太りやすくなった」「疲れやすくなった」「友達に病気になる人が増えてきた」と、実感されているのではないでしょうか。

そんな「健康の曲がり角」を迎えた私たち中高年は、この先も若さと健康を保ち続けていくために、食生活を見直す時期にきていると、私は考えています。

カラダは食事からとった栄養で維持されています。ですから、カラダが変化してきたら、とるべき栄養も当然変わってきます。若い頃、健康のために良かれと思ってしていた食事が、中高年になってもカラダに良いとは限らないのです。

健康を考えて食事の内容や取り方を工夫している人と、そうでない人では、カラダの内側から差が出てきます。その差は年を追うごとに広がり、高齢期を迎えた頃には大きな違いとなって現れてくることでしょう。みなさんが、この先もずっと若々しく病気になりにくい人生を送れるかどうかは、40代からの食習慣次第と言っても過言ではないのです。

みなさんは、どんな老後を送りたいとお考えですか？

食べることが好きな方は、いつまでもおいしく食事を楽しみたいと思われるでしょう。お酒が好きな方は、肝臓がいつまでも元気でありたいと願うでしょう。山登りやマラソンが趣味の方は、体力・筋力を維持していきたいと考えるでしょう。

現在、日本人の平均寿命は、男性80歳、女性87歳です。

ところが私たちは、平均して人生の最後の約10年間は、生活するために何らかの介助を必要としているというデータがあります。ただ長生きすればよいというわけではなく、いかに元気に長生きするかを真剣に考えることが大切なのではないでしょうか。

老後の思わぬ出費の第2位が「医療費」というデータもあります。「備えあれば憂いなし」ということわざがありますが、健康にまさる〝備え〟はないと私は思います。

本書は、40代を境に食事をどう変えていくべきかを、食べ方、食べ物、食べる量、食習慣、調理法などに分け、具体的な事例をあげてご紹介しています。「こんな食生活を続けていたら健康を害するかもしれない」という事例にもふれています。みなさんに納得していただけるように、できるだけわかりやすい説明を心がけました。

本書を手にとられたひとりでも多くの方が、健康への意識を高め、老後を見据えた新しい食生活をスタートしていただけたら幸いです。

第1章

病気にならない人は「食べ方」を変える！

第2章

病気にならない人は「食べ物」にこだわる！

第3章

病気にならない人は「食べる量」を考える！

第4章

病気にならない人は「食習慣」を改める!

第5章 病気にならない人は「調理法」を工夫する！

第1章

病気にならない人は「食べ方」を変える！

#「年だから肉はちょっとで…」は大間違いだった！

最近、どうも肉は〝悪者〟と思われがち。毎日のたんぱく源として、肉よりも魚や大豆製品を食べたほうが健康に良いと思い込んでいる方が増えています。特に中高年の方にお話をうかがってみると、「若い頃は肉が好きでよく食べたけれど、最近は食べないようにしています」とおっしゃる方が少なくありません。

結論から言うと、これは大きな間違い。

肉は、加齢とともに量を減らすのではなく、若いとき以上に積極的にとっていく必要がある食品なのです。

まず、肉を一切食べないと、コレステロールが減ります。コレステロールが低くなりすぎると血管が弱くなるため脳卒中の原因になるし、認知症やうつの可能性も高まります。また、たんぱく質が不足して筋力が衰えるため、転倒や骨折の可能性も高まります。さらに、貧血の可能性も上がってしまいます。

第一、肉を一切食べないと、たんぱく質が不足し、栄養不足を引き起こします。当然疲れやすくなるし、疲労回復も遅くなります。

栄養状態が良いか悪いかは、血中のアルブミン濃度でわかります。アルブミンは、肝臓で作られるたんぱく質。血中のアルブミンの量が不足している人は、食べ物からのたんぱく質の摂取が少ないといえます。実際、高齢者でも自分で食事がとれる、洋服が着れる、トイレに行けるなど、自立した生活を送っている人には、アルブミン量が足りている人が多いのです。

「肉を食べない分、大豆製品と魚でたんぱく質をとっているから大丈夫」と考えている方もいると思いますが、それではたんぱく質が十分にとれません。大豆製品と魚しか食べていない人はアルブミン値の低い人が多いという報告もあるのです。

別の報告によれば、80歳を超えても現役で活動している人の食生活を見ると、好き嫌いがなく何でもバランスよく食べているし、肉、魚、卵、牛乳をまんべんなくとっている、とのことでした。

それでは、中高年を迎えた私たちは、どんな肉を、どのように食べたらよいのでしょうか。

肉は、豚肉、鶏肉、牛肉、羊肉、そして、部位によっても栄養成分が異なるので、偏ることなく、いろいろな種類を食べる必要があります。

そして一番大事なのは、食べる量。少なすぎず、多すぎずが肝心です。1日50～100g程度を目安に、必ず1日1回は肉を食べましょう。この量を守っていれば、肉を食べても太りませんし、コレステロールが上がることもありません。その上、たんぱく質がしっかりとれることで、疲れにくく、病気になりにくいカラダになります。

コレステロールが気になってきたら、焼肉よりもすき焼きがおすすめ

年齢にかかわらず男女ともに、脂っこいものが好きなど、食事に偏りがみられる人は、悪玉コレステロールといわれるLDLコレステロールが高くなる傾向にあります。

また、女性の場合、閉経すると、LDLコレステロールが高くなってきます。

LDLコレステロール値が140㎎／dℓ以上あると脂質異常症と診断されます。「脂質異常症なんて、よくあること」などとあなどってはいけません。脂質異常症は動脈硬化を招く最大の要因であり、心臓病や脳卒中を引き起こす怖い疾患なのです。

LDLコレステロール値が上がる原因として、まず考えられるのが、食事からのコレステロール過剰摂取と、飽和脂肪酸というカラダの中で溶けにくいタイプの脂質の過剰摂取です。

コレステロールと飽和脂肪酸のどちらも多く含む食品に、肉があります。

そうした情報が広がっているせいか、年齢とともにコレステロール値が気になってきた人の中に、肉を一切食べないようにする方がいるようですが、これはおすすめできません。なぜなら、コレステロール、飽和脂肪酸ともに、ホルモンや胆汁酸の合成、カラダの組織作りなどにかかわっている大事な栄養素だからです。

要は、肉の食べすぎが問題なのです。ＬＤＬコレステロール値が高い人で肉が大好きな人は、１回の食事で食べる肉の量を今までより控えめにする必要があるでしょう。

そして、コレステロールが気になる人のために、もうひとつ、コレステロールが上がりすぎないようにするよい方法をお教えしましょう。

肉を食べるときに、大豆製品と一緒に食べるのです。大豆製品には、肉に含まれるコレステロールがカラダの中へ吸収されるのを防いでくれる働きがあるのです。

肉に含まれるコレステロールは、体内で胆汁酸という消化液と結びつくことで体内に吸収されます。このとき、大豆製品に含まれる植物ステロールというコレステロールに似た脂質成分が存在すると、植物ステロールが先に胆汁酸と結びつき、肉のコレステロールは体外に排出されます。

さらにその後、植物ステロールと胆汁酸が結びついたものは、やがて切り離され、胆汁酸は体外へ排出されます。つまり、大豆製品を肉と一緒に食べると、2回、コレステロールを減らす効果が期待できるのです。

そこで肉を食べるなら、焼き肉よりも、豆腐と一緒に調理する、すき焼きがおすすめです。すき焼きは、関東風、関西風で材料が多少異なるかもしれませんが、肉と一緒に入れる材料として、焼き豆腐、シイタケ、長ネギ、春菊などがあげられます。豆腐という立派な大豆製品が含まれている上に、シイタケ、長ネギ、春菊などからは、やはりコレステロールの体内への吸収を抑えてくれる水溶性食物繊維もとれます。

もし、年齢とともにコレステロール値が気になってきたら、肉を絶つのではなく、量と食べ方を工夫しましょう。

緑黄色野菜を食べるとき、オレンジジュースを飲んではいけない?!

「葉酸」という栄養成分をご存じでしょうか。

近年、サプリメントなどもたくさん販売され、広く知られる存在になってきました。水溶性ビタミンの一種で、ビタミンB群の仲間になります。ホウレン草など、緑黄色野菜の葉っぱの部分にたくさん含まれていたことから、この名前がつきました。

葉酸は、DNA合成や細胞分裂に働き、造血作用を持っているため、加齢によって引き起こされるさまざまな病気の予防に欠かせません。たとえば、葉酸が不足すると、血液中の赤血球が正常に作られず、貧血の原因になります。貧血になれば、カラダに酸素がいきわたらなくなり、さまざまな組織の働きが悪くなってしまいます。また、血液中のホモシステインというアミノ酸が増えるため、加齢とともに忍び寄る動脈硬化の引き金にもなります。

ですから40歳をすぎたら、葉酸を多く含むホウレン草、小松菜、春菊、水菜、菜花などの緑黄色野菜を積極的に食べるべきです。葉酸は光に弱いので、これらの緑黄色野菜は新鮮なうちに、生、あるいはさっと熱を加えて食べるとよいでしょう。

と、ここまでは健康と栄養に詳しい方なら、ひょっとするとご存じかもしれません。しかし、ある点に気をつけないと、毎日せっせと緑黄色野菜を食べても葉酸が不足してしまう可能性があることは、あまり知られていないようです。

それは、葉酸を目的に緑黄色野菜を食べるとき、オレンジジュースやバナナを一緒にとると、葉酸の吸収率が下がるという事実です。

もともと葉酸の体内への吸収率は50％とあまり高くなく、しかも、一緒に食べる食品によって吸収率が変わってきます。葉酸は腸内の酵素の働きを受けてカラダの中へ吸収されるのですが、このとき、酵素の働きの邪魔をする物質が腸内にあると、うまく吸収されません。その酵素の働きを邪魔する物質を多く含む食品として『日本人の食事摂取基準（2015年版）』にあげられているのが、オレンジジュースとバナナなのです。

つまり、せっせと緑黄色野菜を食べていたとしても、毎日朝食時にオレンジジュースを飲み、昼食時にバナナを食べていたら、葉酸は思うように吸収されません。

ですから、葉酸のことだけを考えたら、オレンジジュースもバナナも食事にとりいれないほうが吸収率は上がるでしょう。しかし、オレンジジュースやバナナにもさまざまなビタミンが含まれているので、適量食べることは、健康上、決して悪いことではありません。では、どうすればいいのか。

私は、緑黄色野菜を毎日積極的に食べた上で、オレンジジュースやバナナは、食事と一緒にとらず、間食などでとることをおすすめします。

こうすれば、オレンジジュースやバナナの影響を受けすぎることなく、緑黄色野菜から葉酸を摂取することができます。どんな栄養も、それが含まれている食品をただたくさん食べれば安心というものではなく、常に食べ合わせが大事だということを、頭の片隅に入れておいてください。

硬い肉はNG。年を重ねるほどに、柔らかい肉を食べるべき理由

ある程度の年齢になったら肉を控える人がいる一方で、最近は、糖質を控えめにして、その分、肉を積極的に食べる方も増えてきました。

肉はとても重要なたんぱく質源です。疲れにくく、病気になりにくいカラダを作るために、ぜひ毎日1回、50〜100gは食べていただきたいものです。

しかし非常に残念なことに、肉を食べることで、かえってカラダに負担をかけてしまっている方々がいます。

「肉なら何でもいいだろう」と、硬い肉でも平気でどんどん食べてしまっている方々です。

そもそも肉に含まれる脂肪は消化に時間がかかる上に、硬い肉だとさらに時間がか

かってしまうため、どうしても胃もたれの原因になります。場合によっては胃腸で消化されない過剰分のたんぱく質が腸内で腐敗して、腸内環境を悪くします。下痢を起こすこともあるでしょう。

そして、ちゃんと消化されないということは、栄養がカラダに思うように吸収されず、そのまま体外へ排出されてしまうということです。これでは、せっかく肉を食べても栄養になるどころか、胃腸に悪いだけ。なんともったいないことでしょうか。

ですから、年を重ねるごとに、肉は柔らかいもの、脂肪の少ないものを選ぶようにしてください。

もちろん、加熱する前に脂身を取り除いた上で、筋切りをしたり、肉たたきを使うなど、調理の段階でのひと工夫も大切です。肉を柔らかくする下処理はいろいろありますが、私のおすすめはベーキングパウダーを使う方法です。

ベーキングパウダーの成分のひとつである重曹（炭酸水素ナトリウム）が、肉の繊維をほぐし、柔らかくしてくれます。鶏ムネ肉2枚だったら、小さじ1程度を調理前にすりこむだけ。簡単ですので、ぜひお試しください。

血圧が高めの人に、1日大さじ1杯の酢が救世主

健康診断で判明するさまざまな数値は、40歳をすぎるといろいろと変わってくるものです。中でも、多くの人が「上がってきたかも……」と気になるのが、体重と血圧でしょう。

特に高血圧は、心筋梗塞や脳卒中など命にかかわる病気を引き起こすので、放置しておくわけにはいきません。高血圧とは、日常的に、最高血圧が140㎜Hg以上、最低血圧が90㎜Hg以上の状態をいいます。これに該当する方は、日々の食事に注意するなどして、少しでも血圧を下げる努力をする必要があります。

「そんなことは言われなくてもわかってるよ」と思われた方もいらっしゃると思いますが、では、血圧を下げるためにどんな食事を心がけていますか？

今度は、「塩分控えめに決まっているじゃないか」という声が聞こえてきそうです。もちろん、それも大切です。でも、実は、塩分控えめ以外にも、血圧を下げる効果が期待できる食事があることを、ご存じでしょうか。

ここで登場するのが、〝高血圧の救世主〟とも呼べる、お酢です。

近年、お酢と血圧の関係の研究がすすめられ、お酢に血圧を下げる効果が期待できることが科学的に証明されたのです。

株式会社ミツカンは、2002年、血圧が高めの男女に、食酢約15㎖を含む飲料を1日1本（100㎖）、10週間毎朝続けて飲んでもらったところ、最高血圧が平均6・5％、最低血圧が平均8％下がったと発表しています。

お酢を飲むことで血圧が下がるのは、お酢の主成分である酢酸が細胞に取り込まれ、エネルギーとして使われるときにできるアデノシンという物質が関係しています。この物質には、血管を広げる作用があり、血管が広がれば血液は流れやすくなるので血圧が下がる、というわけです。

さらに、ミツカンの発表によると、お酢の血圧を下げる効果には持続性がないため、継続して毎日とる必要があるとのこと。また、血圧が下がるのは血圧が高い人だけで、血圧が正常な人、血圧が低い人の場合、血圧がさらに下がるということはないようです。

食酢15㎖といえば、大さじ1杯。1日で大さじ1杯程度のお酢を毎日とり続けるだけで血圧が下がるのであれば、血圧が気になっている方が試してみない手はないと思います。

たとえば、毎日の食卓に、酢の物やマリネ、酢のきいたドレッシングを使ったサラダなどを積極的にとりいれ、酢の摂取量を増やしてみてください。

また、しょうゆ、ソース、ケチャップなどの調味料を使うとき、その量を減らして、その分お酢を加える方法もおすすめです。単純に塩分量も減るので、血圧を下げる効果がいっそう高まるでしょう。

ただし、「お酢を飲めば飲むほど血圧が下がる」ということではないので、とりすぎも禁物です。あくまでも、1日大さじ1杯程度にとどめておきましょう。

糖質制限をしている人は、いずれ認知症になりやすい！

ここ数年、糖質制限をしている方がめっきり増えました。テレビや雑誌などで「糖質さえ控えれば、お腹いっぱい食べてもやせられる」ともてはやされることも多かったので、思わず飛びつきたくなる気持ちもよくわかります。

しかし、糖質制限をやるなら、それなりに注意が必要です。

自己判断で安易に行うと、健康に支障をきたす可能性も少なくないのです。

糖質制限が引き起こす問題というと、「エネルギー不足かな？」と考える方が多いようです。確かにその点にも注意が必要ですが、もっと恐ろしい病気を引き起こすリスクが高まります。

なんと、糖質制限によって、認知症のリスクが上がる可能性があるのです。

ひと口に糖質制限といっても、やり方は人それぞれのようですが、もっとも怖いのは、ごはんやパンなどの主食を抜いた分、肉や揚げ物をたくさん食べ、アルコールの量も以前と同じままというパターンです。

こうした糖質制限を続けていると、確かに体重は減ってくるかもしれません。血糖値が下がったという人もいるでしょう。

しかし、糖質を減らした分、脂質を通常より多めにとっているわけですから、その裏で、動脈に〝脂汚れ〟がたくさんついている可能性が高まります。つまり、動脈硬化が進行してしまうのです。

動脈硬化が進むと、認知症のリスクも高まります。

認知症には、脳の神経細胞が徐々に死んでいくアルツハイマー型認知症のほか、脳梗塞や脳出血などが原因で神経の働きに障害が起こる脳血管性認知症があります。認知症の原因は、まだはっきりとは解明されていませんが、脳血管性認知症は脳血管障害と深く関係していると考えられているのです。

実際、脳卒中予防の食事をすれば、脳血管性認知症の予防ができると、多くの研究者が指摘しています。

ですから、糖質制限を行うなら、炭水化物を適量とって、脂質はとりすぎないことがやはり大切なのです。炭水化物は全摂取エネルギーの50～65％、脂質は20～30％を目安に、しっかりとるようにしましょう。

たとえば、1日の必要カロリーがおよそ1800kcal前後の40代以降の女性の場合、炭水化物は1日3食分で、ごはんを小さい茶碗に3膳、イモ類を60g程度（たとえばジャガイモ中1／2個）、果物を150g程度（たとえばリンゴ1／2個）、そして砂糖類を小さじ1・5杯程度です。

脂質は1日3食分で、サラダ油などの油脂類を大さじ1杯、ナッツ類を少々（たとえばゴマ小さじ1杯）です。

この比率を守った上での糖質制限であれば少しずつやせられますし、動脈硬化も防げ、脳血管性認知症も予防できます。

これぞ正しい「糖質制限食」だと、私は思います。

やせているのに中性脂肪が高い人は、主食を減らして揚げ物を食べる!?

年齢とともに、血液検査値で中性脂肪が上がってくる人がいます。

中性脂肪が高い原因は、一般的には、糖質を多く含む菓子類、飲料、穀類、フルーツ、アルコールのとりすぎが考えられます。中性脂肪が高めの人に、甘いものやアルコールが好きな人や、太った人が多いのはそのためです。

こういう人は、日々の食事でカロリーオーバーになっていることが多いので、全体に食べる量を減らし、運動することで、中性脂肪を落としていくとよいでしょう。

でも中には、太っていない、どちらかといえばやせているのに中性脂肪が高い人がいます。太っていない人の場合、単純に食事全体のカロリーを下げてはだめです。エネルギーが不足してしまうからです。

では一体、どうすればいいのでしょうか。

アルコールのとりすぎが考えられる場合は、まず適量に抑える必要がありますが、そうではない人の場合、驚きの方法があります。

食事の中の炭水化物の量を減らして、その分、脂質を増やすのです！

中性脂肪が高いのにさらに脂肪をとるなんて信じられないという方のために、なぜこの方法で中性脂肪が下がるのか、説明しましょう。

みなさんは、血液検査の中性脂肪というと、食べ物からとった脂肪がそのまま血液の中に流れた分を測っていると思っていませんか。実は、通常、血中には食べ物からとった分の中性脂肪のほか、肝臓が作った分の中性脂肪も一緒に流れています。でも、血液検査をするときは、前日の夜から絶食します。つまり、検査で計測しているのは、食べ物からとった中性脂肪を直接測っているのではなく、絶食後に肝臓が作った中性脂肪を測っていることになります。

肝臓は、絶食前に食べた穀類などの糖質を原料に、せっせと中性脂肪を作っています。また、アルコールも肝臓が中性脂肪を作る働きを促進します。糖質やアルコールをとりすぎる人が中性脂肪が高くなりやすいのはこのためです。

ですから、肝臓が作る中性脂肪を減らすためには、日々の食事から、脂質よりも、糖質とアルコールを減らすべきなのです。

「じゃあ、単純に糖質とアルコールを減らせばそれでいいんじゃない？」と思われるかもしれませんが、やせている人の場合、それではエネルギー不足になってしまいます。栄養素の中で主なエネルギー源になるのは、糖質と脂質です。たんぱく質もエネルギー源にはなりますが割合が少ないです。

そこで、こういう場合は、穀類などの糖質を減らし、その分脂質を増やして、エネルギー不足を補うという方法が推奨されるようになったのです。

実際、1日の総摂取カロリーの5％分を、穀類などの炭水化物から、オリーブオイルやバターなどの脂質に置き換えたところ、中性脂肪が下がったと報告されています。

たとえば、ごはんとうどん、パスタとパンなどの組み合わせで、食事が炭水化物に偏っていた人は、炭水化物を減らして、その分を揚げ物や炒め物など、油を使った料理で補うとよいのです。

具体的に説明すると、たとえば1日1600㎉食べていた人は、その5％分の80㎉の炭水化物を減らして、その分を脂質で補います。ごはんを200g（大盛り1杯ほど）食べていたなら50g（80㎉分）減らし、その分、80㎉分の脂質として、ドレッシング大さじ軽く2杯、もしくは植物油大さじ軽く1杯などを増やすのです。

ただし、脂質にはカラダに良いものと悪いものがあるので、どうせならカラダに良い脂質に置き換えたいですね。バター、ラード、ショートニング、肉の脂身などに多く含まれている飽和脂肪酸に置き換えてしまうと、悪玉コレステロールといわれるLDLコレステロールが上がってしまうので注意が必要。亜麻仁油などのn-3系多価不飽和脂肪酸は、血液の流れを良くする働きもあるのでおすすめです。

その上で、飲酒量は1日の適量（ビールなら500㎖、ワインならグラス2杯、日本酒なら1合程度）を守りましょう。

繰り返しますが、この方法は、あくまで、やせているけれど中性脂肪が高い人向けです。太っている人には適用できません。

ヨーグルトは、さまざまなメーカーのものを食べること

「菌活」という言葉をご存知でしょうか。美容と健康のために、カラダに良い細菌を食べ物からとりいれることです。その代表的な食べ物として、乳酸菌などの善玉菌を含んだヨーグルトに注目が集まっています。

乳酸菌とは、糖類を分解して乳酸を作る細菌の総称です。その種類は200以上。ヤクルト菌、ビフィズス菌、ブルガリア菌といったものも乳酸菌の一種です。

そもそも乳酸菌などの善玉菌はなぜ菌活に役立つのか、ここでおさらいしておきましょう。

私たちの腸内には、100兆個以上の細菌が生息しています。細菌には、乳酸菌などの善玉菌と、悪玉菌、そして、条件次第で善玉菌にも悪玉菌にもなる日和見菌《ひよりみ》がい

て、腸内では善玉菌と悪玉菌の勢力争いが常に繰り広げられています。そして、腸内細菌のバランスが崩れて悪玉菌が優勢になると、便秘や下痢になるばかりか、全身にさまざまな悪影響を及ぼします。善玉菌である乳酸菌は、私たちの腸内細菌のバランスを整える役割を果たしてくれるのです。

腸内細菌のバランスは、体調はもちろん、食事のとり方、食事の内容にも大きく左右されます。ここまで読んで、「自分は子どもの頃から腸が丈夫だから菌活は必要ない」と思った方もいるかもしれません。しかし、40歳をすぎたら、誰しもヨーグルトで菌活したほうがよいと思います。

なぜなら、年をとると、若い頃より、腸内でビフィズス菌などの善玉菌が減っていってしまうからです。

ヨーグルトというと、お気に入りのものを見つけて、それをずっと食べ続けているという人が多いでしょう。でも私は、1種類ではなく、さまざまなメーカーのものを食べて、いろいろな善玉菌をカラダにとりいれたほうがよいと考えています。

善玉菌の種類はメーカーによって種類が異なります。善玉菌の数はヨーグルトの数だけあり、それぞれに期待できる効果が異なります。ひとつのヨーグルトをずっと食べ続けたら、ひとつの効果しか期待できません。それよりも、いろいろなヨーグルトを食べて、さまざまな効果を幅広く得たほうが、腸内環境にオールマイティに対応していくことができるのではないでしょうか。

参考までに、主な善玉菌の種類と、その効果をご紹介しておきます。いろいろな菌をとりいれて、フレキシブルな菌活を送っていきましょう。

・ビフィズス菌……………便通を整える。免疫力の強化、感染症の予防。
・KW乳酸菌………………花粉症やアトピー性疾患などのアレルギー症状の緩和、免疫力の強化、感染症の予防。
・LG21乳酸菌……………胃内で作用を発揮し、ピロリ菌から胃を守る。整腸作用。
・ブルガリア菌……………免疫力の向上。
・ガゼリ菌PA-3 …………プリン体を抑制。
・クレモリス菌FC株……美肌効果、血糖値改善、アレルギー症状の改善。
・L8020乳酸菌…………歯周病や虫歯対策。

今からでも遅くない！
トランス脂肪酸を意識してがん予防

現在40～50歳の人は、子どもの頃、よくマーガリンを食べていた世代だと思います。当時、「植物性油脂のマーガリンは、動物性油脂のバターよりカラダに良い」と信じられていたことが、その大きな理由です。動物性油脂には血管の中で固まりやすい飽和脂肪酸が多く含まれているので動脈硬化を引き起こしやすい。だから、飽和脂肪酸ではなく不飽和脂肪酸を多く含んだマーガリンを食べるようにいわれていたのです。

しかし、近年になって、マーガリンやファットスプレッド、ショートニングなどには、その製造工程でできるトランス脂肪酸という恐ろしい脂質を含んでいることがわかりました。そのため今では、カラダのことを考えたら、マーガリンよりもバターのほうがおすすめだといわれるようになってきています。

では、トランス脂肪酸をとりすぎると、カラダにどんな悪影響を及ぼすのでしょう。まず、血液中のLDLコレステロール（悪玉）が増えて、HDLコレステロール（善玉）が減ります。また、肝臓にも影響を及ぼし、コレステロール調整機能を弱め、心臓病のリスクを高めるとされています。体内に入ると分解や代謝に時間がかかるため、ビタミンやミネラルをたくさん使うことになり、カラダに負担がかかります。

ここまでならまだしも、実は、もっと恐ろしい報告があります。トランス脂肪酸は大量の活性酸素を発生させるため、細胞にダメージを与え、がんの発生にもかかわるとされているのです。さらには、脳の神経伝達機能を変性させるので認知機能を低下させ、認知症を発生させやすくするという報告もあります。

つまり、トランス脂肪酸をとらないにこしたことはないわけですが、「私はもうマーガリンを食べていないから大丈夫」と思った方、残念ながら、それだけでは不十分です。なぜなら、もともとトランス脂肪酸を含んでいない植物油でも160度を超えるとトランス脂肪酸を作り、200度を超えるとそれが急速に増えてしまうから。高温の油で揚げた食品には、大量のトランス脂肪酸が含まれている可能性が高いのです。

ケーキ、クッキー、ドーナツ、パイ、クラッカー、ポテトチップス、ポップコーン、天ぷら、フライ、とんかつ、コロッケ、唐揚げなど、さまざまな食品に大量のトランス脂肪酸が含まれていると考えられます。植物油を加工して作られたチョコレートやアイスクリームなどの菓子、コーヒーフレッシュなども同様です。

つまり、現代の食生活においては、いくらマーガリンを食べなくても、食事からとる脂質の量が多いと、トランス脂肪酸をとる量も知らず知らずのうちに確実に増えてしまうわけです。農林水産省のホームページでも、「日本人でも食事からとる脂質の量が多い場合には、トランス脂肪酸をとる量も多くなることが報告されています」と書かれています。

油を使った食品のすべてについて、トランス脂肪酸が含まれているかどうか確認することは不可能です。ですから、脂質が多い揚げ物やお菓子などは、日頃から少し控えめに食べることが大切なのです。子どもの頃にマーガリンをたくさん食べていたとしても、今からでも決して遅くはありません。全般に脂質の多い食品を抑えた食生活に切り替え、トランス脂肪酸のとりすぎを防止しましょう。

大腸がんになりやすい人、なりにくい人の食事

高齢化や食生活の欧米化によって、大腸がんにかかる人が、この30年間で約6倍に増えているそうです。現在、女性のがん死亡原因の第1位が大腸がん。男性では第3位が大腸がんです。

ですから、40歳をすぎたら、できれば大腸がんになりにくい食生活を送りたいものです。でも、実際のところ、これを食べたら予防できるという決定的な食べ物も、これを食べたら大腸がんになるという食べ物も存在しません。

ただ、こういう食事をしていると大腸がんになりやすくなる、あるいは、こういう食事をしていると大腸がんになりにくくなる、というものがあることは、なんとなくわかってきています。

たとえば、２００７年の世界がん研究基金（ＷＣＲＦ）と米国がん研究協会（ＡＩＣＲ）は、牛・豚・羊などの赤肉（鶏肉、魚肉ではない肉）とハム・ソーセージ・サラミなどの加工肉の食べすぎが大腸がんのリスクを上げるのはほぼ確実と、判定しています。

そのメカニズムは十分に解明されていませんが、牛・豚・羊などは、たんぱく質や脂質が多く高カロリーのため、とりすぎると肥満や糖尿病になりやすく、がんのリスクも上がると考えられています。また、動物性食品に多く含まれているヘム鉄が遺伝子を傷つけることで、がんのリスクを上げることもあると考えられています。加工肉については、その製造過程で発がん物質が生成される可能性が指摘されています。

一方、こんな報告もあります。

ニュージーランドのマオリ族は、ニュージーランド人と比べて大腸がんの発生率が半分だそうです。こちらの理由もまだはっきりとはわかってはいませんが、マオリ族がニュージーランド人よりクレソンをたくさん食べることが要因ではないかと考えられています。

クレソンに含まれるファイトケミカル（野菜や果物の色や香り、アクなどを構成する成分）のひとつであるフェネチルイソチオシアネートには、大腸がんの発生を抑制する効果や、がん細胞が自ら消滅するように誘導する働きがあることが報告されています。

ちなみに、ワサビにも、この作用が確認されています。

国立がん研究センターは、大腸がんのリスクを下げる可能性が大きいものとして、ニンニク、食物繊維、牛乳、そしてカルシウムのサプリメントをあげています。リスクを上げるものとしては、やはり赤肉と加工肉、そしてアルコールとされています。

がんを完全に防ぐ方法はまだわかっていませんが、免疫力を高めることが大切なのは確かです。私たちのカラダを酸化＝サビさせてしまう活性酸素を撃退して免疫力を高めるために、抗酸化力が高いビタミンA、ビタミンC、ビタミンE、ファイトケミカルなどを、緑黄色野菜やフルーツからたっぷりとることが、やはりがんを遠ざける食事となるようです。

胃がんのリスクを高める「酒のつまみ」に要注意！

がんが発生するメカニズムはまだ解明されていませんが、日々の食事と何らかの関係があることは確かです。特に、直接食べ物を受け入れる胃にがんができるかどうかは、どんなものをどんなふうに食べているかに影響を受けると考えられています。

では、胃がんのリスクが上がる食べ物とはいったい何なのでしょう。

健康に敏感な方はおわかりかと思いますが、それは塩分の高い食品です。

特に、日本人は塩を使った海産物を好む国民なので、胃がんにならないために、それらの食べ方には注意したほうがよいでしょう。

国立がんセンター予防・検診研究センター予防研究部長、津金昌一郎氏の著書『たべものとがん　～がんを遠ざける食生活～』によると、「胃がんのリスクを高める食品として、塩分濃度が10％程度と非常に高い塩蔵魚卵と、塩辛、練りウニなどの高塩分食品の摂取頻度を、週1日未満、週1〜2日、週3〜4日、週5〜7日の4つのグループ分けして比べると、男女ともよくとるグループでリスクが2倍から3倍高い」という結果が報告されています。製造方法により異なるため一概にはいえませんが、一般的に塩分濃度が非常に高い魚卵といえば、数の子、タラコ、辛子明太子、イクラ、筋子、カラスミ、キャビアなどがあります。

これらはいずれも、お酒のおつまみとして好まれる食品ばかり。ごはんのおかずとして、冷蔵庫に常備している方もいらっしゃるでしょう。でも、先にあげた研究結果から考えて、塩分濃度が高いこれらの食品を食べるなら、週に1回以内に抑えましょう。そもそも塩分が多いものは、血圧の面からも食べる量には注意が必要です。

食塩の摂取量は、1日当たり、男性なら8g未満、女性なら7g未満を目標にしましょう。塩は小さじ1杯が約5gですから、7gも8gも、3食に分けるとほんのわずか。日頃から薄味にして、素材の味を楽しむように心がけることが大切です。

あえて硬いものを食べて、咀嚼機能の低下を予防する

40代に入ると、私たちのカラダの筋肉は、意識して鍛えていかない限り、少しずつ衰えていく運命にあります。筋肉量が減ると、体力が落ち、出歩くことが少なくなって、最悪の場合は寝たきりになってしまうこともあります。

そのため、健康に敏感な中高年の方の中には、筋肉量の低下を防止するため、ウォーキングやトレーニングで足腰の筋肉をしっかり鍛えているという方もいらっしゃるでしょう。しかし、そんな方々でも鍛えることを忘れがちな、重要な筋肉があります。

それが、口の筋肉です。

年齢を重ねると、口の筋肉も、足腰の筋肉同様、どうしても衰えていきます。その上、歯が悪い人も増えてくるため、ついつい若い頃より柔らかいものを食べるように

なりがちです。これでは、口の筋肉量がますます減っていってしまいます。

口の筋肉量が減ると、当然、食べ物を噛む機能＝咀嚼機能が低下し、私たちの健康に大きな影響を及ぼします。噛む力はもちろん、飲み込む力も衰え、十分な食事がとれなくなって、栄養不足を招きます。さらに、栄養不足により全身の筋肉量が減っていくという、負のスパイラル現象が起きることもあるのです。

咀嚼機能の低下というと、毎日の歯磨きや定期的に歯科医を受診することで防げると思っていらっしゃる方は多いでしょう。しかし、それだけでは不十分です。やはり、カラダの筋肉同様、口の筋肉も、毎日意識してトレーニングする必要があるのです。

実際には、足腰の筋肉を鍛えている方はいても、口の筋肉をしっかり鍛えているという方は少ないのではないでしょうか。

では、口の筋肉を鍛えるにはどうすればいいのでしょう。

特別なジムに通う？　いえいえ、そんなに大変なことではありません。

40代になったら、毎日の食事に、積極的に硬いものをとりいれていけばよいのです。

まず、主食は、よく噛まずに飲み込みがちなうどんやパンは控えます。その代わりに、3㎝角くらいに切ったキノコ、コンニャク、ゴボウ、タケノコ、あるいは豆類を加えて炊いたごはんを食べるようにするとよいでしょう。

主菜のおかずには、骨ごと食べられるシシャモ、小魚　イカ、タコ、鶏の軟骨などをよく使うようにしましょう。副菜の野菜は、加熱しすぎないようにして、歯ごたえを残すのがポイントです。キャベツなど生でも食べられる野菜は、そのままバリバリよく噛んで食べる回数を増やしましょう。そして、どんな食材も、少し大きめのサイズにカットして、自分で噛む必然性を作っておくことが重要です。

また食事のとき、お茶や水、お酒などの水分で口の中のものを流し込む習慣のある人は、食べ物をよく噛んで飲み込んだあとに、飲み物を飲むように注意しましょう。

外食する場合は、ハンバーグよりもステーキ、麻婆豆腐よりも回鍋肉と、少しでも噛み応えのあるメニューを選ぶようにするとよいでしょう。

以上の点に注意した食生活を送っていれば、特別なトレーニングなどしなくても、しっかり口の筋肉が鍛えられ、咀嚼機能の低下を防ぐことができます。

将来の「寝たきり」を予防する、肉、魚、卵、大豆製品の食べ方

「寝たきり」になるきっかけは、骨折によるものが多いと聞きます。

骨折の原因といえば、カルシウム不足などによる骨粗しょう症があげられますが、実は、たんぱく質不足による足腰の筋肉量の低下も、大きな原因のひとつ。足腰に筋力がないために転倒リスクが上がり、結果的に骨折してしまうのです。

たんぱく質は、カラダの中で分解されていったんアミノ酸になりますが、再度、たんぱく質に生まれ変わり、新しい組織へと作り替えられ、一部は体外へ排出されます。つまり、毎日たんぱく質をとらないと、カラダはすぐにたんぱく質不足に陥り、筋肉量が減っていく可能性が高くなるのです。

アミノ酸は全部で20種類ありますが、そのうち9種類はカラダの中で合成すること

ができないため食べ物からとる必要があり、これを必須アミノ酸といいます。ですから、たんぱく質をとるための食品としては、必須アミノ酸がしっかり含まれているものが良いことになります。

そこで注目したいのが、「アミノ酸スコア」です。食べ物に含まれる必須アミノ酸の充足率を表す指標のことで、これがほぼ100点の食べ物といえば、肉、魚、卵、大豆製品があげられます。つまり、中高年になったら、たんぱく質不足を防ぐために、アミノ酸スコアが高い、肉、魚、卵、大豆製品をしっかり食べる必要があるわけです。

ただし問題は、中高年になると、肉好きの人は肉ばかり、魚好きの人は魚ばかりというふうに、たんぱく質の供給源が、肉、魚、卵、大豆製品のどれかに偏っている人が多いことです。そしてみなさん、「自分は毎日肉を食べているから魚を食べなくても大丈夫」とか、「私は毎日納豆と卵を食べているから肉は食べていなくても大丈夫」とか、判断されているのです。

でも、筋肉不足を防ぐためには、それでは不十分。毎日、肉、魚、卵、大豆製品のすべてを1日の中でちょっとずつ食べる必要があります。

なぜなら、カラダの中で筋肉が作られるとき、たんぱく質だけでなく、さまざまなビタミンやミネラルなども必要だからです。

肉、魚、卵、大豆製品はみんなアミノ酸スコアが満点ですが、それぞれ含まれているビタミンやミネラルには偏りがあるため、どれかひとつばかり食べていると、どうしても足りない栄養素が出てきてしまいます。

たとえば、肉や魚には食物繊維がほとんど含まれていません。大豆製品には、ビタミンDやビタミンB12が含まれていないのです。

また、必須アミノ酸は、9種類すべてそろっていないと、十分な働きをしてくれません。肉、魚、卵、大豆製品に含まれる9種類のアミノ酸量がそれぞれ異なるため、まんべんなく食べないと必須アミノ酸にも偏りが出てしまいます。

良質のたんぱく質をしっかりとって筋肉量を保ち、寝たきりを防止するためには、朝、大豆と卵を食べたら、昼は魚、夜は肉というふうに、たんぱく質を含んだ食品を少しずつまんべんなく食べる必要があるのです。

第2章

病気にならない人は「食べ物」にこだわる！

加齢とともに、干物から「生魚」にシフトする

中高年に人気の定番メニューといえば、アジやサンマ、カマスなどの干物。

肉類や揚げ物などよりヘルシーな印象があるので、毎日、積極的に干物を食べているという方も少なくないようです。

しかし、中高年の方こそ、むしろ日常的に干物を食べるのは控えたほうがいいという事実を、みなさんはご存じでしょうか。

その理由は、干物に含まれている塩分の高さ。たとえば、アジの干物の塩分量は、1食分90gで1gあります。サンマの干物の塩分量は1食分125gで1・1g、ホッケの干物は1食分180gで3・2gです。

食塩の摂取量は、1日当たり、男性なら8g未満、女性なら7g未満が目標ですか

ら、しょっちゅう干物を食べていると、塩分過剰になる可能性が大変高いのです。

みなさんご存じの通り、塩分のとりすぎは高血圧の原因になります。そして、高血圧は血管を老けさせ、それによって動脈硬化が進行し、やがて心筋梗塞や脳卒中といった命にかかわる病気を引き起こしかねません。そもそも血圧は、若い頃は正常だった人でも、年をとると血管の老化にともなって少しずつ上がってきます。ですから中高年になったら、今まで以上に塩分を控える必要があるのです。

そこで私は、40歳をすぎたら、干物から刺身にシフトすることをおすすめします。

刺身は小皿のしょうゆにつけながら食べますが、たとえば減塩しょうゆを使った場合の塩分量は、アジの刺身1食分60gで0・7g、サンマの刺身1食分40gで0・6gです。

いずれも、刺身でいただいたほうが、塩分が少なくてすみます。

もちろん、たまには干物を食べてもOKです。ただ、毎日のように食べていた方は、干物の回数を減らして、その分を刺身に切り替えるようにしましょう。

糖尿病予防に、大豆イソフラボンが効く！

糖尿病といえば、脳卒中、心疾患、高血圧などとともに、中高年になったら特に注意したい、生活習慣病のひとつ。平成27年「国民健康・栄養調査」の結果によると、糖尿病が強く疑われる者の割合は、男性19・5％、女性9・2％とかなり高めです。男性は20代から、女性は30代からだんだん増えていく傾向にあり、誰にとっても他人事ではありません。

ご存じの通り、糖尿病の発症には、食生活が大いに関係しています。私たちは、糖尿病にならないために、何を控え、何を食べるとよいのでしょうか。

まず、甘いものや炭水化物など、糖質を多く含んだ食品を食べすぎている人は、これらを控えたほうがよいということは、みなさんよくご存じでしょう。

では反対に、「これを食べると糖尿病予防に効果がある」という食品が最近の研究成果からわかってきていることは、ご存じでしょうか。

実は、大豆にその効果が期待できることがわかってきました。大豆に含まれる「大豆イソフラボン」が、糖尿病を予防してくれるというのです。

その仕組みを、順を追って説明しましょう。

糖尿病は、血液の中の糖をうまく代謝できなくなってしまう病気ですが、その発症には、脂肪もかかわっているのです。

私たちのカラダの中の脂肪細胞には、「善玉アディポサイトカイン」と「悪玉アディポサイトカイン」という物質が存在します。

「善玉」には、食欲を抑制して太りすぎを防ぐ働きをするレプチンの分泌を促す、傷ついた血管の壁を修復する、インスリンの働きを高め血糖値を下げるなど、カラダに良い働きがいろいろあります。

一方、「悪玉」には、インスリンの働きを弱めて血糖値を上昇させる、血圧を上昇させるなど、カラダに悪い働きがいろいろあります。

脂肪細胞が適度な大きさであれば、「善玉」がちゃんと働いてインスリンの働きも高められるのですが、どんどん脂肪が溜まって膨れ上がってくると、「悪玉」のほうが勢力を伸ばし、「善玉」が減ってインスリンの働きも下がってしまいます。

つまり、脂肪細胞が大きく膨れ上がらないように、ちょうどよい大きさに保つことが、糖尿病の予防を含め、健康維持につながるわけです。

そこで、大豆の登場です。

大豆イソフラボンには、脂肪細胞の代謝を活性化し、膨れ上がった細胞を小さくする働きがあることが、最近になってわかってきたのです。

畑の肉といわれる大豆は、栄養価が高いことで有名ですが、私たちの脂肪細胞にも働く頼もしい食品といえます。

特に代謝が悪くなってくる中高年には、非常にありがたい存在といえるでしょう。

納豆、豆腐、大豆の煮物など、毎日積極的に食事にとりいれて、糖尿病予防に役立ててください。

中高年と牛乳の組み合わせは、悪玉コレステロールの上昇を招く

今の中高年のみなさんは、子どもの頃から「牛乳はカルシウムがとれるから、たくさん飲みなさい」と指導されてきた世代だと思います。

そのなごりなのか、中高年の方の中には、1日に1ℓも2ℓも牛乳を飲んでいる方がいらっしゃいます。しかも、そういう方の中には、カルシウムを補給しようと、牛乳ばかりかヨーグルトやチーズまでたくさんとっている方もいらっしゃいます。

でも、そんなにたくさん乳製品をとることが、本当にカラダによいことなのでしょうか。

実際には、牛乳をはじめとした乳製品をとりすぎると、カルシウムが補給できたとしても、ほかの深刻な問題が発生します。

乳製品に含まれている飽和脂肪酸という脂質によって、悪玉コレステロールであるLDLコレステロールが上昇してしまうのです。

これを防ぐためには、牛乳を1日コップ1杯に減らせば問題はないのですが、そうすると今度は、ほかの食品からカルシウムを積極的にとらないと、カルシウムが不足する可能性が出てきてしまいます。

そこで、中高年のみなさんにおすすめの、牛乳を飲んでカルシウムを補給しつつ飽和脂肪酸の吸収を抑える、とても簡単な方法をご紹介しましょう。

毎日の牛乳を、普通牛乳ではなく、無脂肪牛乳に換えるのです。

普通牛乳には100㎖中に飽和脂肪酸が2・33gも含まれていますが、無脂肪乳なら、0・07gとかなり少なめ。無脂肪牛乳であれば1日200㎖以上とっても、飽和脂肪酸量の過剰摂取の心配がほとんどありません。1日に500㎖（コップ約2杯分）程度飲んでも大丈夫です。

しかも無脂肪乳には、普通牛乳に負けないほどカルシウムが豊富です。100㎖中、普通牛乳が110㎎であるのに対し、無脂肪乳には100㎎のカルシウムが含まれています。

つまり、コップ2杯の無脂肪乳を飲むと、カルシウムが500mg程度とれます。カルシウムの1日の推奨量は、650～700mgくらいですから、かなりの量を補給できることになります。

カルシウムも補給できて、LDLコレステロールの上昇も抑えてくれる無脂肪乳は、中高年の私たちにとって、まさに一石二鳥の優れものなのです。

ひき肉はご法度⁉ 若い頃と違って、コレステロールに即影響が

鶏肉、豚肉、牛肉などの肉類は、中高年のみなさんにも積極的に食べていただきたい栄養食です。

でも、肉を食べるときに気になるのが、鶏肉の皮や、豚肉、牛肉の脂身。カラダのことを考えて、必ず取り除いて食べているという方もいらっしゃるでしょう。

確かに、鶏肉の皮や肉の脂身には、飽和脂肪酸というやっかいな脂質がたくさん含まれています。飽和脂肪酸は、悪玉コレステロールといわれているＬＤＬコレステロールを増やす原因のひとつ。皮や脂身は、ぜひとも取り除いてください。

特に女性の場合、40代も後半になると女性ホルモンの減少によってＬＤＬコレステロールが作られやすいカラダに変化していますから、こうした調理上の工夫は、ＬＤ

Lコレステロール値を上げないためにとても大切です。

しかし、中高年以降の方が肉を食べる場合、もうひとつ気をつけてほしいことがあります。

ひき肉を食べる回数を減らしていただきたいのです。

なぜなら、ひき肉が作られるとき、いわゆる身の部分だけでなく、皮や脂身なども同時にミンチされているから！

つまり、鶏肉も豚肉も牛肉も、ひき肉の中には、飽和脂肪酸が大量に含まれている可能性があるのです。

ひき肉に使用する部位はお店によって異なるため、それほど脂質が含まれていない場合もあるにはあります。しかし、どの部分を使っているか表示されていないことが多いため、確かめようがないのです。

ですから、中高年になったら、ひき肉料理の回数をできるだけ減らし、その分、別の肉料理を食べるようにしましょう。もちろん、その際は皮や脂身をはずして、LDLコレステロール値を上げないように、気をつけてください。

豚肉や鶏肉好きより、牛肉好きの人のほうが、動脈硬化になりやすい？

鶏肉、豚肉、牛肉の中で、一番お好きな肉はどれでしょうか。

もし、中高年の方で、「牛肉が一番好き！」という方は、少々心配です。

牛肉は健康に役立つ成分もいろいろ含んでいますが、豚肉や鶏肉より、脂質異常症や動脈硬化を引き起こす可能性が高いからです。

鶏肉、豚肉、牛肉は、いずれも良質のたんぱく質食品ですが、含まれている成分はいろいろと異なります。

細かな違いはさておき、中でも、もっとも健康にかかわってくるのが、脂質の違いです。

脂質には、脂肪酸、中性脂肪、リン脂質、コレステロールがあります。

さらに、悪玉コレステロールといわれるLDLコレステロールに関係する脂肪酸を詳しくみると、飽和脂肪酸、一価不飽和脂肪酸、多価不飽和脂肪酸に分けられます。その中でもLDLコレステロール値を上昇させるのが、飽和脂肪酸です。

この飽和脂肪酸の含有量が、鶏肉、豚肉、牛肉の中でもっとも多いのが、牛肉なのです。

しかも牛肉には、体内で作ることができない必須脂肪酸である、多価不飽和脂肪酸の含有量が低いとされています。多価不飽和脂肪酸は、血栓を予防する効果がある脂質で、青魚に含まれていることで知られるドコサヘキサエン酸や、エイコサペンタエン酸などもこれにあたります。

また、牛肉の脂は、鶏肉や豚肉に比べて、高い温度でないと溶けません。脂が溶け出す温度は、鶏肉が30～32℃、豚肉が33～46℃、牛肉が40～50℃とされています。

人間の体温は平均36・89℃ですので、この温度より高いと固体、低いと液体になります。つまり、鶏肉や豚肉の脂は体内で液体になりやすく、牛肉の脂は固体のままということになります。

冬の朝、前日のすき焼きや肉ジャガの鍋の中に白く浮いている脂を見たことがあるでしょう。これが自分の血管の中で起きていたらと想像するだけで、ちょっとぞっとしませんか。

若い頃はまだしも、40歳をすぎて牛肉ばかり食べていると、脂質異常症や動脈硬化になるリスクはぐんと上がってしまいます。

そもそも肉は、いろいろな種類を取り合わせて食べたほうが、幅広い栄養素が吸収できるので、健康維持に役立ちます。

これまで牛肉ばかり食べていた方は、鶏肉や豚肉も食べるように心がけてください。

生シイタケを干しシイタケに変えて、骨粗しょう症予防

カラダに良いイメージが強い、シイタケ。健康のために積極的に料理に使っているご家庭も増えているようですが、一般的には、生シイタケを料理に使っているケースが多いでしょう。

でも、せっかくシイタケを食べるなら、生ではなく、干しシイタケのほうが、断然おすすめです。

なぜなら、干しシイタケにはビタミンDが豊富だから。ビタミンDには、カルシウムの吸収を助ける働きがあり、丈夫な歯や骨作りに欠かせない栄養素です。歯や骨が弱くなってくる中高年になったら、積極的にとる必要があるのです。

注目すべきは、生シイタケと干しシイタケに含まれるビタミンDの量の差。同じシ

イタケなのに、干しシイタケには生シイタケの、なんと約8倍ものビタミンDが含まれているのです！

どうしてこれほどビタミンDの量に差が出るかというと、生シイタケに含まれているエルゴステロールという成分が、光を浴びるとビタミンDに変化するから。

では、さっそくスーパーで干しシイタケを買って来ようと思った方、ちょっとお待ちください。実は、干しシイタケでも、太陽光ではなく人工の光で乾燥させたものには、ビタミンDが期待しているほど多く含まれていないのです。

市販品の中には、人工の光で乾燥させたものも少なくないので、できれば、生シイタケを買って来て、自分で干して使うことをおすすめします。

干し方は簡単。買ってきたシイタケをザルなどに並べて、数日、日当たりの良い場所に置いておくだけです。使いやすいように、スライスしてから干しておくとよいでしょう。丸ごとなら4～7日前後、スライスなら3日前後で乾燥します。

乾燥させることで、うまみ成分、香り成分もぎゅっと濃縮されるので、ビタミンDが増えるだけでなく、おいしさもアップします。ぜひお試しください。

卵と納豆が、認知症予防の最強の組み合わせだった！

日本人の朝食によく登場するメニューに、卵と納豆があります。

卵は、生で食べても、温泉卵にしても、目玉焼きにしてもごはんによく合います。

納豆ももちろん、ごはんによく合います。卵と納豆は、別々のおかずとして食べても、一緒に混ぜ合わせて食べても、おいしくいただけます。

私は、この卵と納豆を組み合わせた食事を、40歳をすぎたみなさんに積極的にとりいれていただきたいと思っているのですが、それは、単にこのふたつの食品が、栄養学上、非常に優れているからだけではありません。

実は、このふたつの食品は、認知症予防の効果が期待される組み合わせだからです。

卵と大豆には、どちらにもレシチンという成分が多く含まれています。これはリン脂質と呼ばれる脂質のひとつで、カラダの細胞の膜の主成分です。カラダの中では、脳、神経組織、肝臓に、特に多く存在しています。

このレシチンは、脳内でアセチルコリンという神経伝達物質に変わります。そしてアセチルコリンは神経細胞や脳細胞を活性化し、アルツハイマー病の予防、学習能力のアップなどに効果があるのではないかと期待されている成分なのです。

また、アセチルコリンが生成されるには、ビタミンB群の一種であるパントテン酸も必要ですが、うれしいことに、卵と納豆は、パントテン酸も多く含んでいます。

しかも、卵は「アミノ酸スコア」が100点で、私たちが体内で作れない9種類の必須アミノ酸を十分に含んでいる栄養満点の食品です。

その上、卵の良質のたんぱく質は、脳の血管を丈夫にしてくれます。

さらに、納豆に含まれているナットウキナーゼは、血栓を溶かす作用があり、脳の血管障害、脳梗塞、脳出血によって起こる脳血管性認知症の予防効果が高いのです。

私たち日本人は、納豆と卵を一緒に食べることで、知らず知らずのうちに認知症を予防してきたことになるといえるでしょう。

なお、ふたつの食品を組み合わせることで、お互いに足りない栄養素を補い合えることも見逃せません。卵には、納豆に含まれていないビタミンAとビタミンB_{12}が、納豆には卵に含まれていない食物繊維が、それぞれ含まれています。

食べ方としては、卵と納豆を、毎日1日1回ずつとることをおすすめしますが、もし、脳血管性認知症の予防効果を最優先で考えるなら、実は朝食より夕食に食べるほうがおすすめです。

一般的に、血液が固まりやすいとされるのは、夜中から朝方にかけての時間帯とされているからです。

ただし、脳梗塞や心筋梗塞があって抗凝血薬のワーファリンを服用している人は、納豆のビタミンKが薬の効果を邪魔するので、納豆は控えてください。

スルメなど硬いものを噛む習慣が、認知症を予防する

中高年になってくると、だんだん柔らかいものが好きになってくる人が多いようです。硬いものより食べやすいし、歯や歯周病の問題などもあって、やむにやまれず……という方もいらっしゃるでしょう。

しかし、柔らかいものばかり食べていると、やがて深刻な病気になってしまうことがあります。あごの病気か、消化器系の病気を想像されるかもしれませんが、なんと恐ろしいことに、記憶力が落ち、認知症を招く可能性があるのです。

認知症の原因はまだよくわかっていませんが、ストレスによって脳の中にある海馬が傷つき、萎縮することが、原因のひとつだと考えられています。

海馬は、記憶の中でも、最近の出来事や新しく入ってきた情報を一時保存する役割

を果たしているところで、タツノオトシゴに形が似ているところから、この名があります。

そして悲しいことに、年をとってくると、海馬の容積は少しずつ萎縮していくことがわかっています。誰しも年とともに物覚えが悪くなるのはそのためです。そして、加齢とストレスによって海馬の萎縮がどんどん進むと、認知症になるといわれているのです。

では、海馬の萎縮を少しでも抑え、認知症を予防するために、私たちはどんな食事をすればよいのでしょうか。

私の一番のおすすめは、スルメを食べること。

スルメは硬いので、しっかり何度も噛まないと食べられません。これが脳によい効果をもたらしてくれるのです。

精神を安定させ、ストレスでダメージを受けている脳をいたわってくれる神経伝達物質に、セロトニンがあります。〝ハッピーホルモン〟の異名を持つこのセロトニンの脳内分泌量は、一定のリズムを刻む動きをすると増えることがわかっています。つまり、スルメを何度もよく噛むことがセロトニンの分泌を促し、脳と心を元気にしてくれるのです。

また、噛む行為自体が海馬を活性化させるという、うれしい報告もあります。

あなたは最近、ついつい柔らかいものばかり食べていませんか?

そうした食生活ではセロトニンの分泌はなかなか上がってこないでしょう。

40歳をすぎたら、1日に1回はスルメなどの硬いものをよく噛んで食べるように心がけてください。リズミカルな咀嚼がストレスで疲れた脳をいたわり、認知症予防につながるはずです。

中高年ががん予防のために、ぜひ知っておきたい〝ピラミッド〟がある

中高年になったら誰もが気になってくる病気のひとつに、がんがあります。できることなら誰だってがんになりたくありませんが、がんは現在、日本人の死因第1位。誰しも無関係ではいられないのです。

がんについてはまだまだわからないことも多いので、「これを食べていればがんにならない」という夢のような食べ物はありません。しかし、「これを食べていたほうが、がんになりにくいかもしれない」という食べ物ははっきりしています。

それが何かがはっきりわかる、とてもありがたい〝ピラミッド〟があることを、みなさんはご存じでしょうか。

その名も、「デザイナーフーズ・ピラミッド」。がん予防効果の高い食品40種類を3

つのグループに分け、効果の高い順に3段階に分類してピラミッド状の表にしたものです。

これは1990年、米国の国立がん研究所の「デザイナーフーズ・プログラム」というプロジェクトで行われた、どんな食べ物を食べている人ががんになる確率が低かったか、という疫学調査に基づいて作成されました。調査において、がん予防効果の可能性があることがわかった約600種類の成分の中から、約40種類を選んでいます。

ではさっそく、もっともがん予防効果が高いとされる、栄えある第1グループに選ばれた食品からご紹介しましょう。

ニンニク、キャベツ、ショウガ、大豆、ニンジン、セロリ、甘草（漢方で有名な生薬のひとつ。別名リコリス）などです。この中の食品は、できるだけ毎日食べたいものです。

続く第2グループは、玉ネギ、ナス、トマト、ピーマン、ブロッコリー、カリフラワー、芽キャベツ、豆腐、オレンジ、レモン、グレープフルーツ、茶、ターメリック、玄米、全粒小麦。

第3グループは、バジル、タラゴン、オレガノ、タイム、ローズマリー、セージ、ジャガイモ、キュウリ、アサツキ、大麦、ベリー類、メロンなどです。

こうしてみると、やはり野菜が多く、肉や魚、炭水化物などがほとんど入っていないことがわかるでしょう。

野菜には、抗酸化作用が高いビタミンA、ビタミンC、ビタミンEをはじめ、ファイトケミカル(野菜や果物の色や香り、アクなどを構成する成分)、食物繊維などが豊富で、がんの予防をはじめ、免疫力アップにパワーを発揮してくれます。

デザイナーフーズ・ピラミッドに入っている食品を意識的に食べて、がんに強いカラダ作りを目指しましょう。

若い頃に比べてグッスリ眠れなくなった人は、人工甘味料が原因かも！

年齢とともに、寝つきが悪くなった、眠りが浅くなったと感じる人が少なくありません。夜グッスリ眠れないと日々の疲れがとれませんし、疲労が蓄積されていけば、病気にかかりやすいカラダになってしまいます。

質の高い眠りを得るためには、メラトニンというホルモンが大切という話は、どこかで聞いたことがあるでしょう。夜になってメラトニンが分泌されると体温が下がり、私たちは眠くなるのです。

このメラトニンのおおもととなる栄養素は、トリプトファンという必須アミノ酸のひとつです。体内で作ることができないため、肉、魚、卵、大豆製品からとる必要があります。体内に十分なトリプトファンがあると、それを原料にセロトニンというホルモンが作られ、さらに日中、光を浴びることでメラトニンに変わります。

中高年になると眠りの質が悪くなってくるのは、このメラトニンの分泌量が減ってきてしまうことが大きな原因です。

さて、ここまでは以前からわかっていたことなのですが、近年になって、眠りの質が悪くなる理由について、驚きの新事実がわかってきました。

実は、ノンカロリーとしてもてはやされている人工甘味料のアスパルテームが、メラトニン不足を招く一因であるというのです。

アスパルテームは、体内で分解されるとフェニルアラニン、アスパラギン酸などに変わります。このフェニルアラニンが大量に存在していると、トリプトファンが脳に入っていくのを邪魔してしまうのです。

また、フェニルアラニンが増えるもうひとつの理由が、極端な糖質制限です。

私たちが糖質を食べると、体内でインスリンが分泌されます。インスリンには、血液内の糖を代謝する働きのほかにも、フェニルアラニンを骨格筋へ取り込んだり、たんぱく質の合成を促進する働きも持っています。ですから、インスリンがしっかり分泌されれば、フェニルアラニンは脳以外へ運ばれる量が増え、その分、トリプトファンが脳に入りやすくなるのです。

つまり、極端な糖質制限をしてインスリンの分泌を抑制してしまうと、脳に入るトリプトファンの量が減ってメラトニンが作られづらくなってしまい、質の良い眠りが得られなくなってしまいます。

ダイエット中で人工甘味料が使われている食品や飲み物をたくさんとっている方や、糖質を極端に制限している方は要注意です。なかなか寝つけない、寝て起きても疲れがとれていないという悩みがあるなら、人工甘味料を疑ってみてください。

タラ、ホウレン草、ブロッコリー、アボカドで、活性酸素を撃退する

私たちは、いくら健康的な生活を心がけていたとしても、生活の中で紫外線を浴びたり、食べすぎたり、睡眠不足になったり、風邪をひいたり、思いがけずタバコの煙を吸い込んだりと、カラダに悪いことをしてしまうものです。

こんなとき、カラダの中では活性酸素が増えていきます。活性酸素はカラダを外敵から守ってくれる役割も果たしていますが、増えすぎるとカラダを酸化＝サビさせます。

また、活性酸素によって酸化した中性脂肪やコレステロールなどの脂質を過酸化脂質といいますが、これらも私たちのカラダの細胞を傷つけ、病気の一因になります。

近年になって、この活性酸素や過酸化脂質が、がんや動脈硬化などさまざまな病気

の発生に深くかかわっていることが明らかになってきました。

そもそも私たちのカラダの中には、活性酸素や過酸化脂質を消去してくれる抗酸化酵素が存在し、健康を保てるようになっています。

しかし問題は、この抗酸化酵素の働きが、年齢とともに弱くなっていくこと。

つまり私たちは、中高年になったら、弱まってしまった抗酸化酵素の働きを補うために、カラダの中で活性酸素や過酸化脂質と戦ったり、解毒作用を発揮してくれる成分を、食べ物から積極的にとっていく必要があるのです。

そこでご紹介したい成分が、グルタチオンです。これぞ、私たち中高年の〝最強の味方〟。

グルタチオンは、強力な抗酸化力に加えて、抗酸化ビタミンのビタミンCやビタミンEの働きを活性化します。さらに、活性酸素と戦ったビタミンCとビタミンEを復活させる働きも持っています。

また、グルタチオンは強力な解毒物質でもあります。活性酸素や過酸化脂質などの有害物質を水に溶けやすいものに換えて、排泄しやすくするのです。

その上、肝機能を高めてくれる力まで持っています。

そんな、最強の味方グルタチオンを豊富に含んでいる食品が、タラ、赤貝、アスパラガス、アボカド、ホウレン草、ブロッコリー、クルミ。

赤貝以外は、どれも身近にある、食べやすい食品ばかりです。朝食、昼食、夕食のいずれかに、毎日バランスよくとりいれていくとよいでしょう。

なお、付け加えておくと、特に中高年になってからは、揚げてから時間が経った揚げ物や、古くなった油を使った料理など、過酸化脂質をたくさん含んでいる食べ物を食べないようにすることも、大変重要です。

食事に注意することで活性酸素と過酸化脂質を撃退して、病気になりにくいカラダを手に入れましょう。

中年以降の水分補給は、お茶より水で、肝臓や腎臓をいたわる

よくテレビや雑誌などで、「カラダのために小まめな水分補給を心がけましょう」と、すすめられています。確かに、水分が不足すると、尿の濃度や血液の粘性が高まり、病気の原因になりかねません。

もうひとつ、テレビや雑誌などでよく見られる健康情報に、「お茶はカラダに良いので、どんどん飲みましょう」というものがあります。緑茶には、カラダに良い成分がいろいろ含まれているので、こちらも決して間違っていません。

そして、このふたつの情報を組み合わせてしまったのか、「水分補給のために、一日中お茶を飲むのがカラダに良い」とお考えの方が増えているようです。中には、お茶を水代わりにして、1日に何ℓも飲んでいる方がいらっしゃいます。

残念ながらこれは、一見、カラダに良いことに見えて、カラダに負担をかけている悪い習慣にほかなりません。

確かにお茶には、虫歯の予防、腸内の悪玉菌の抑制、口臭予防に働くカテキンやタンニンをはじめ、ビタミンC、カルシウム、カリウムなど、カラダに良いとされる成分がいろいろ含まれています。

しかし、一日中飲んでいる人の場合、話は変わってきます。

良かれと思って飲んでいたお茶の成分が、健康にマイナスに働いてしまうのです。

お茶に含まれているカフェインには腎臓の血管を広げる働きがあり、腎臓のろ過機能を活発にするため、尿量が増える作用があります。1日に何杯もお茶を飲んでいると、腎臓はフル回転。どんどん尿が出るので、水分補給のつもりが、逆に水分不足を招くことになるのです。体内の水分が不足すれば、便秘の原因にもなります。

また、お茶に含まれるカフェインは肝臓で代謝されるので、お茶の飲みすぎは肝臓にも負担がかかります。カフェインのとりすぎから、質の良い睡眠が妨げられている可能性もあるでしょう。

その上、健康なイメージが強いカテキンですが、実はカルシウムの吸収を阻害するという意外な一面も持っています。

カラダが元気な若い頃ならまだしも、大量にお茶を飲むことからくる弊害は、中高年のカラダには負担が多すぎます。

これまでお茶を水代わりに飲んできた方は、お茶は嗜好品と心得て、水分補給のためには、水を飲むようにしましょう。

尿路結石の予防には、玄米ごはんが効く

中高年になると、かかりやすくなる、しかも、非常に辛い病気のひとつに、尿路結石があります。尿の通り道に石ができて詰まり、激しい痛みなど、さまざまな症状を引き起こします。

尿路結石は、決して珍しい病気ではありません。一生涯のうちに、男性は11人に1人、女性は26人に1人の割合でかかるといわれています。男性は40歳代をピークに、その前後の世代がかかりやすく、女性はホルモンバランスの関係で、閉経後にかかりやすくなります。

尿路結石の原因はさまざまですが、食生活の乱れによるマグネシウム不足が、ひとつの原因と考えられています。

結石は、シュウ酸とカルシウムが結びつくことでできますが、そこにマグネシウムがあると、マグネシウムがシュウ酸と結合します。そしてそれは水に溶けやすいため、結石にならずにそのまま排出されます。つまりマグネシウムには、結石を予防する力があるのです。

しかし、なぜ食生活が乱れると、マグネシウム不足が起きてしまうのでしょうか。

そこには、リンが関係しています。リンは、カルシウムに次いで体内に多い成分で、骨や歯を作るなど、カラダのあちこちで重要な役割を果たしています。不足することはほとんどないのですが、反対にとりすぎることがあり、これがマグネシウムの吸収を悪くするなどの問題を引き起こします。

リンは、肉や肉の加工品、インスタント食品、レトルト食品、清涼飲料水などに多く含まれているため、こうした食事ばかりしていると、リンの過剰摂取によりマグネシウム不足になりやすくなるのです。

ですから、マグネシウム不足を防いで尿路結石を予防するためには、まずインスタント食品などを控えて健康的な食生活を送ることが大切です。

その上で、マグネシウムの多い食品を、意識的にとるとよいでしょう。

マグネシウムが多い食品は、ナッツ類や海藻などがありますが、私のおすすめは玄米ごはんです。

たとえば、普通のごはんの場合、1食120gで約10㎎ですが、これを玄米ごはんにすれば、1食で59㎎のマグネシウムがとれます。

ちなみに、マグネシウムの1日の推奨量は、成人男性で320~370㎎、成人女性で270㎎~290㎎。1日2回、玄米ごはんを食べると、それだけで1日の推奨量の約半分である118㎎がとれることになります。

マグネシウムはほかにも、ホウレン草やツルムラサキ、モロヘイヤなど、緑の濃い葉野菜や、大豆食品、カキなどにも豊富です。上手にメニューにとりいれて、マグネシウム不足にならないように注意しましょう。

第3章

病気にならない人は「食べる量」を考える！

長寿遺伝子のスイッチが入る!?
40歳をすぎたら「空腹感」が大切

最近、「平均寿命」だけでなく、「健康寿命」という言葉がよく聞かれるようになってきました。「健康寿命」は、いつまで生きられるかということではなく、介護の必要がなく、自立した生活がいつまで送れるか、その年数を示しています。

平成22年の調査によると、日本人の平均寿命と健康寿命の差は、男性が9・13年、女性が12・68年。つまり多くの人が、生きているうちの約10年間、介護を必要とする人生を送っていることになります。

できる限り自分の寿命と健康寿命の差を短くしたいというのは、私たちの共通した願い。健康寿命を延ばしていくために、食生活において私たちには何ができるのでしょうか。

栄養のバランスをとる、野菜をたくさん食べる、肉もしっかり食べる。もちろんこれらも大切だし、一定の効果はあるでしょう。でも、それ以外に、とても効果的で、お金は一切かからず、やる気さえあれば誰でもできる、素晴らしい方法があるのです！

それは、毎食の食べる量を減らして、空腹感を作ること。

空腹になると、私たちの体内で「長寿遺伝子」の働きがオンになってカラダの細胞が若返り、いつまでも元気で健やかな生活を送れる可能性が高まるのです。

長寿遺伝子とは、老化の速度にかかわる遺伝子のことで、２０００年にアメリカのマサチューセッツ工科大学のレオナルド・ギャランテ教授が発見しました。特殊な遺伝子ではなく誰もが持っているものですが、これが活性化しているかどうかによって、細胞が老化する速度が変化するといわれています。

そして、この遺伝子は、私たちが空腹を感じたときに活性化するのです。

ただし、極端に食事量を減らすカロリー制限はよくありません。あくまで1日3食、栄養バランスのとれた食事をとりながら、空腹時間を作るのが基本です。

具体的なポイントは、次の3つ。

ひとつめは、間食をしないこと。小腹がすくとすぐに何か口に入れていた人は、これまで若返りのチャンスを失っていたかもしれません。

ふたつめは、毎食、お腹いっぱい食べないこと。いつも満腹になるまで食べていると、次の食事までに空腹感を感じることができません。

3つめは、寝る前の3時間は何も食べないこと。睡眠中は空腹の状態が長く続くため、長寿遺伝子がオンになりやすい時間帯なのです。

また、運動をすると長寿遺伝子が活性化することもわかってきました。

1日のうち、空いた時間にストレッチやウォーキング、軽い運動などでカラダを意識的に動かし消費エネルギーを増やせば、空腹時間が早く訪れるし、一石二鳥です。

これからは、おなかがすいてきても、「これは、若返りのチャンスだ!」と思えばがんばれるはずです。

さあ、今日から食べる量を制限して、細胞を若々しく保ちましょう。

脂の少ない赤身肉でも、動脈硬化のリスクは高まる！

健康志向の影響でしょうか、最近は霜降りの牛肉よりも、サシの入っていない赤身肉が人気です。牛肉の赤身に力を入れるスーパーが増えたり、おいしい赤身肉が食べられるお店が次々開店したりしています。

血液検査で中性脂肪やコレステロールが基準範囲を超えてしまい、「動脈硬化の予防のために、脂質を控えましょう」という指導を受けている人にとっても、この赤身肉ブームは大歓迎ではないでしょうか。

でも、栄養指導を行っていて心配になるのは、「牛肉が大好きでよく食べます。でも、脂の多い部位は避けて、赤身肉を食べているから大丈夫です！」とおっしゃる方です。そういう方は往々にして、「赤身肉だから」と日頃から結構な量の牛肉を食べているケースが見られます。

いくら赤身肉だからといって、毎日のようにたくさん食べていたら、動脈硬化を予防することは決してできません。

理由は、赤身肉でもたくさん食べれば脂質が上がるから？　その可能性も多少ありますが、問題は実はそこではありません。

最大の問題は、赤身肉をたくさん食べていると、鉄のとりすぎが心配されるからです。特に鉄強化食品やサプリメントを利用している人は注意が必要です。

鉄といえば、不足すると貧血になることで有名ですが、実はとりすぎも問題。鉄は体内で酵素によって代謝されるのですが、そのときにどうしても活性酸素が生まれます。その活性酸素が血管の細胞を傷つけることで血管内に炎症が起きます。

ですから、鉄をとりすぎていると、動脈硬化や心臓血管系疾患の要因となってしまうのです。

ほかにも、鉄そのものがＬＤＬコレステロールの酸化を促し、血管をさらに傷つけることもあると考えられています。

鉄のとりすぎを特に注意していただきたいのは、閉経後の女性です。

閉経前は月経で定期的に鉄を損失していたところ、それがなくなるため、鉄のカラダでの貯蔵量が増えるからです。

『日本人の食事摂取基準（2015年版）』では、1日の鉄の推奨量は、30～49歳の男性が7・5㎎、同じく女性が10・5㎎、閉経後の女性が6・5㎎となっています。

牛肉の赤身には、100g中、鉄が2・8㎎含まれています。ですから、閉経後の女性が1日に300g食べたら、鉄分をとりすぎてしまいます。牛肉を食べる量は、たとえ赤身肉でも、1日50～100gにとどめておきましょう。

チーズを食べすぎると、悪玉コレステロールが増加する!?

料理に、おやつに、お酒のつまみに、大活躍のチーズ。

カルシウムが豊富なので、子どもの頃から、親にすすめられてよく食べてきた、という方も少なくないでしょう。また、中高年になってからは、骨粗しょう症を予防するために、カルシウムが豊富なチーズを意識的に食べるようにしている、という方もいらっしゃると思います。

しかし、実はチーズは、40歳をすぎたら、むしろ食べる量に注意していただきたい食品です。毎日、骨粗しょう症のために良かれと思ってチーズをたくさん食べていると、骨粗しょう症よりもさらに恐ろしいほかの病気を引き起こしてしまうかもしれないのです。

なぜなら、チーズは脂質が豊富な動物性食品だから。

チーズには、飽和脂肪酸がたくさん含まれています。飽和脂肪酸を食べすぎると悪玉コレステロールと呼ばれるＬＤＬコレステロール値が上昇し、動脈硬化を招きます。

つまり、チーズを食べれば食べるほど、カルシウムの摂取量は増えますが、同時に飽和脂肪酸の摂取量も増やすことにつながり、ひいては動脈硬化、そして脳卒中、心臓病へとつながる可能性が高くなってしまうのです。

チーズの適量は、１日20ｇ程度がベター。この量なら、飽和脂肪酸のとりすぎを招くことなく、ある程度のカルシウムがちゃんととれます。

『日本人の食事摂取基準（２０１５年版）』によると、カルシウムの１日の推奨量は、30歳～49歳の男性と30歳以上の女性で６５０㎎。50歳以上の男性は７００㎎です。たとえば、パルメザンチーズを20ｇ食べると、２６０㎎のカルシウムがとれます。プロセスチーズ20ｇでも１２６㎎とれます。

食べる量にさえ注意していれば、チーズはカルシウムの補給源として大いに役立ちます。上手に活用してください。

ネバネバ食品は2倍量を目指して、カラダの中から老化を防ぐ

オクラ、モロヘイヤ、ヤマトイモ、納豆、ナメコなど、ネバネバした食材といえば、健康維持に欠かせない食材の代表格。ネバネバする食品が栄養豊富でカラダに良いということは、みなさん周知の事実でしょう。

では、ネバネバ食品が私たちのカラダの中でどんな働きをしているか、具体的にご存じでしょうか。

腸内環境を整えてくれる――確かにそれもあります。

しかし、ネバネバ食品のパワーは、それだけではありません。

なんと、カラダの中から老化を防止し、病気を防いでくれるのです！

その働きのカギを握っているのは、ネバネバ成分の正体のひとつである水溶性食物

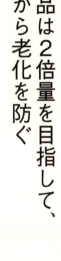

繊維。粘性が強いこの食物繊維が、血管の老化を招く原因である糖やコレステロールなどの脂質とくっついて、そのまま体外に排出させてくれるのです。

そして、水溶性食物繊維のもうひとつの注目すべき効果が、AGEs（終末糖化産物）を作りすぎないようにするパワーです。

AGEsとは、一度の食事で糖質をとりすぎたときに、血中にただよっている余分な糖質と体内のたんぱく質が結びついてできるもので、老化や病気の大きな原因になるとして、近年、注目されています。健康に敏感な方は、ご存じかもしれません。

このAGEsは、老化をはじめ、動脈硬化、骨粗しょう症、肌トラブルなど、いくつもの病気の発症に関係していることがわかっています。

水溶性食物繊維はこのほかにも、食後の高血糖を抑えるなどの働きを持っています。

ですから、40歳をすぎた私たちは、今まで以上にネバネバ食品をたくさん食べたほうがよいことは、間違いありません。たとえば、以前は週に3回ネバネバ食品を食べていた人は倍の6回に増やし、ネバネバパワーで老いと病気を迎え撃ちましょう！

ドレッシングや調味料は、「かける」ではなく「つける」と心得る

職業柄、サラダバーのあるレストランへ行くと、人々がどれくらいの調味料やドレッシングをサラダにかけるのか、ついつい見てしまいます。

中には、盛りつけた野菜にまんべんなく、たっぷりドレッシングをかける人がいて、思わずドキリとします。ドレッシングには油が使われていることが多いので、カロリーオーバーにならないだろうかなど、いろいろ心配になってしまうからです。

「私はノンオイルドレッシングだから大丈夫」とお考えの方も少なくないと思いますが、でも、そんな方こそ心配な、ちょっと怖い盲点があります。

ノンオイルドレッシングは確かにカロリーは低いです。

しかし、塩分はどうでしょうか。

塩分をとりすぎれば血圧が上がり、動脈硬化から心筋梗塞や脳卒中などのリスクが上がることは、みなさんもよくご存じだと思います。

『日本食品成分表（2015年版）』を見ると、ノンオイルドレッシングの塩分がけっこう高いことがわかります。

和風ノンオイルドレッシングの場合、100g当たり食塩相当量は7・4g。これは、女性の1日の食塩目標量である7g未満を超えています。

「100gなんて、そんなに使っていない」と思われるかもしれませんが、100gは大さじで6杯弱の量になります。1日3食、たっぷりのサラダに思う存分ドレッシングをかけている人は、大さじ3~6杯ぐらいは1日で使っているかもしれません。それ以外の料理からも塩分をとっているはずですから、これでは、あきらかに塩分のとりすぎになってしまいます。

そこで、ドレッシングの使う量を各段に減らせる、よい方法をお教えしましょう。

ドレッシングは、かけるのではなく、小皿に少量出し、そこに野菜をつけて食べるようにするのです。

こうすると、いったいどれくらいの量のドレッシングを使っているかよくわかるので、自然と使う量を気にするようになり、だんだんと少ない量に慣れてくるはずです。

そしてこれは、しょうゆの使い方でも同じことがいえます。

濃いめの味つけが好きな人の中には、何にでもしょうゆをかけて食べている方がいます。

しょうゆの塩分量は、大さじ1杯で2・6gあります。おひたしに、漬物に、豆腐に、炒め物に、焼魚や揚げ物にと、気にせずかけていたら、塩分量はうなぎのぼりに増えてしまうでしょう。

健康を意識するなら、ドレッシングやしょうゆなどの調味料は、料理の上からかけず、小皿に少量とって、つけて食べる。これが正解です。

素材の味を楽しみながら食べられるように、できるだけ薄味に慣れることが、やはり健康を保つ上で大切だと思います。

鶏レバーやウナギを食べすぎると、骨折しやすくなる？

みなさんは、鶏レバーやウナギには、どんなイメージをお持ちですか？

どちらも、栄養がぎゅっと詰まっていて、滋養強壮効果が期待できそうな食品だと思われている方は多いでしょう。貧血予防や体力アップにと、老いゆくカラダを気遣って、毎日のように鶏レバーやウナギを食べている方もいらっしゃるかもしれません。

確かに、鶏レバーもウナギも、健康維持に欠かせないビタミンAが豊富です。

しかし、だからといって、中高年になってから鶏レバーやウナギをたくさん食べ続けるのは危険。

その理由は、ビタミンAにも1日の食事摂取基準があり、2700μgRAE以上とっていると、健康障害を起こす可能性があるからです。

特に最近になって、ビタミンAをとりすぎている人は、ビタミンAが推奨量より少ない人に比べ、骨折しやすくなる可能性があることもわかってきました。

実は、食物に含まれるビタミンAには2種類あります。ひとつは、そのままビタミンAとして働くレチノールと呼ばれるもので、鶏レバーやウナギなど動物性食品に含まれているもの。もうひとつは、緑黄色野菜などに多く含まれるβ-カロテンなどで、体内にて必要に応じてビタミンAに変わるものです。

このうち特に問題となるのが、動物性食品に含まれているレチノールです。

『日本人の食事摂取基準（2015年版）』に、長年にわたって大量のレチノール摂取を続けていた高齢者の骨折リスクが高まった、という海外の報告が載っていました。

この報告に関しては賛否両論あるのですが、警告として心に留めておくことは大事だと思います。

鶏レバーは非常にレチノールをたくさん含んだ食品であり、100g中、なんと14000㎍もあります。串焼き1本分を25gとして、それでも3500㎍もあるのです。

ウナギのかば焼きは、鶏レバーよりはだいぶ少ないのですが、それでもレチノールが100gで1500μgです。

レチノールが多い食材は、ほかに、アンコウの肝、ウナギの肝、レバーペースト、レバーソーセージ、フォアグラなどがあります。

こうした食品が好きで、さらにサプリメントを利用している方は、レチノールの過剰摂取になっている可能性大です。

ちょっととりすぎていたかも……と感じた人は、さっそく鶏レバーやウナギなど、レチノールが豊富な食材の量を減らすように心がけましょう。

お酒好きは要注意！肝臓のためと思っていたシジミが逆効果に…

貝類の中でも、カラダに良い印象が強い、シジミ。

「肝臓のために良い食材」という印象が強く、特にお酒好きの人の中には、「肝臓が疲れてきたときは、毎日シジミ汁」と決めている方もいらっしゃるのではないでしょうか。

確かにシジミには、メチオニンやタウリンなど、肝臓に良い成分がぎゅっと詰まっています。メチオニンは肝臓から毒性のある老廃物を取り除き、肝臓の細胞が生まれ変わるのを助けてくれますし、タウリンは肝臓の働きを活発にします。

この通り、肝臓に良い成分をいっぱい含んでいるシジミですから、「肝機能アップのためにたくさん食べてください」と言いたいところなのですが、実はそうはいきません。

若い頃からお酒が大好きで、これまでたくさん飲んできたという自覚がある方には、積極的にシジミをおすすめできないケースがあるのです。

理由は、シジミに豊富に含まれている鉄。

シジミには、大量の鉄が含まれています。同じ貝の仲間であるアサリの場合、鉄の含有量は100g中3・8㎎ですが、シジミには8・3㎎も含まれています。その量は、実に倍以上。あまりシジミを食べすぎると、鉄のとりすぎが心配されます。特に鉄強化食品やサプリメントを利用している人は心配です。

過剰になった鉄がどこへ行くかといえば、鉄の貯蔵庫である肝臓です。そして肝臓内で鉄が増えすぎると、逆に肝臓の組織を傷つけてしまうことになるのです。

もともと私たちのカラダには、肝臓の鉄の量を調節する機能が備わっています。ですから、肝臓が健康な人は、少々シジミをたくさん食べても鉄が過剰になることはなく、むしろメチオニンやタウリンがとれて、肝臓をいたわることができるでしょう。

しかし、肝臓が悪い人の中には、鉄分の量を調節する機能が衰えてしまう人がいます。そういう方がシジミをたくさん食べると、肝臓に鉄がどんどん蓄積されてしまうのです。

若い頃からお酒をたくさん飲んできた方は、以前は問題なくても、中高年になって肝機能が悪くなっている可能性があるでしょう。そういう方が「肝臓のため」と思って意識的にたくさんシジミをとってしまうと、逆効果になりかねないのです。

ですから、健康診断で肝機能の数値に問題が出てきたら、シジミの量を減らすことを検討する必要があることを、ぜひ覚えておいてください。そして、医師に相談してください。

そもそも酒量を減らすことが大切なのは、言うまでもないでしょう。

1日1枚の焼き海苔が、活性酸素の害からカラダを守る！

みなさんは、海苔を週にどのくらい召し上がっていますか？

海苔は日本人の私たちにとって身近な食品。ですが、海苔が食卓に上る回数は、私たちが若かった昭和の時代に比べると、ぐっと減っているのではないでしょうか。

試しに、ここ2、3日のうちに海苔を食べた日があったかどうか、思い出してみてください。もし海苔を食べなかった日が1日でもあった方は、ぜひとも今日から、毎日1度は海苔を食べることをおすすめします。

なぜなら、海苔には、老化や疲労の原因とされる活性酸素の害から私たちのカラダを守ってくれる抗酸化成分が、驚くほどいっぱい入っているからです。

私たちの体内には、もともとグルタチオンペルオキシダーゼなど、活性酸素の働きを抑える抗酸化酵素がありますが、その量は、悲しいかな加齢とともに減っていきます。しかし、活性酸素の量は減りません。そのため、中高年になったら、抗酸化酵素の原料である、セレン、鉄、マンガン、銅、亜鉛といったミネラルを意識的にとりいれていく必要があるのです。

そんな私たちにとって、もってこいの食品が、こうしたミネラルをたくさん含んでいる海苔です。

その上、海苔には、ビタミンC、ビタミンEをはじめ、ファイトケミカル（野菜や果物の色や香り、苦みなどの成分）のクロロフィル、β-カロテン、β-クリプトキサンチンなど、抗酸化物質をいろいろ含んでいます。おまけに、低カロリーですし、植物性食品にほとんど含まれていないビタミンB_{12}もたくさん含んでいます。

これからは、海苔を食べる量を意識的に増やしましょう。食べやすいサイズにカットされた焼き海苔がたくさん市販されていますので、少なくとも1日1枚、毎日食べることをおすすめします。

中高年になって、うつ気味の人は、肉が足りないのかもしれない…

うつ病になる人が、年々増えています。

特に、社会的ストレスが大きい40歳代に多く、中高年が特に注意すべき病気のひとつになってきました。実際のところ、２０１１年7月からは、うつ病を含めた精神疾患は、がん、糖尿病、脳卒中、心臓病とともに、国民の5大疾病のひとつに位置づけられています。

うつ病の原因は複雑ですが、近年の研究により、栄養学的な問題と関係があるのではないかと考えられるようになってきました。これはつまり、その人の食生活がうつ病の原因になっている可能性がある、ということです。

では、うつ病になりやすくなる食生活とは、いったいどういう食事なのでしょう。

注目すべき食材は、肉です。

肉を控えていると、うつ病になりやすくなるかもしれないのです。

うつ予防に良いとされる栄養成分に、コレステロール、アラキドン酸、トリプトファンがあげられます。

コレステロールは、脳と末梢神経を合わせた神経系を構成する大事な成分であり、アラキドン酸は脳内で幸福感を高める働きを持っています。トリプトファンは、うつを予防するホルモンとして〝ハッピー・ホルモン〟の異名を持つセロトニンの、原料となる成分です。

そして、これらコレステロール、アラキドン酸、トリプトファンのいずれも含んでいる食材、それが肉なのです。

実は、すでに1990年代の後半には、血中総コレステロール値の低い高齢者はうつが進展しやすいとする論文が、日本応用老年学会理事で医学博士の柴田博氏らによって発表されていました。

柴田氏は、著書『肉を食べる人は長生きする』の中で、うつ予防のために肉を食べることをすすめています。

女性の中には、若い頃から、ダイエットのために肉の量を極端に減らした食生活を送ってきた方もいらっしゃると思います。あるいは、40歳前後から、脂っぽいからとか、食べづらいからといった理由で、またはコレステロールや中性脂肪の上昇を気にして、肉を食べる量を減らしはじめたという人もいるでしょう。

そんな食生活を送ってきた方で、「最近、どうもうつっぽい」と感じている方がいたら、それは肉が足りないからかもしれません。

うつ病を予防する面からも、40歳をすぎたら、ある程度の量の肉を必ず食べるべきなのです。目安は、1日50～100g。これなら、脂肪やコレステロールのとりすぎになる心配もありません。

ただし、「肉さえ食べておけば、うつにならない」ということではありません。肉と一緒に野菜やごはんも食べて、栄養のバランスにも注意してください。

貧血の人は早死に？
加齢による貧血予防には、鉄ではなくアノ栄養素

若い女性の病気というイメージがある貧血ですが、男女ともに、年齢を重ねていくとなりやすくなることは、あまり知られていないようです。

「貧血ぐらいよくある話だろう」とあなどってはいけません。特に男性の場合、貧血の人は寿命が短くなるという話もあるのです！

貧血予防といえば、「鉄を含む食品を食べればいいんでしょう」と、みなさん思うかもしれませんが、特に中高年の貧血の場合、それだけでは貧血は予防できません。

貧血は、鉄のほかに、たんぱく質、葉酸、ビタミンC、銅などの栄養素が連携プレーをとることで、はじめて予防できる病気です。鉄だけをせっせと摂取していたら貧血が改善されないどころか、栄養の偏りから他の病気を引き起こしてしまう可能性が

出てきてしまいます。

では、中高年になったら、貧血予防のために、鉄以外にどんな成分に注意した食生活を送るべきなのでしょうか。

もっとも大切なポイントは、たんぱく質の量を増やすことです。

実は、私たちのたんぱく質の吸収率は、若いときに比べて確実に落ちているのです。つまり、中高年になったら積極的にたんぱく質をとっていない限り、徐々にたんぱく質が不足してしまい、たとえ鉄をとっていたとしても貧血になってしまうことがあるのです。

たんぱく質は、一度にたくさんとっても吸収される量に限界があり、余った分は、外に排泄されたり、体脂肪になったりします。ですから、1日3回の食事から、小まめにとることが大切です。

よく、肉と魚を1日おきに食べる方がいらっしゃいますが、1日の中で、肉も魚も卵も大豆製品も乳製品もとったほうが、たんぱく質の吸収量が上がります。

毎日の食事の中のたんぱく質を見直して、貧血にならないように注意しましょう。

第4章

病気にならない人は「食習慣」を改める！

朝食を食べる習慣がある人とない人は、50歳をすぎると明暗を分ける

栄養相談を行っていると、ときどき「若い頃から朝食は食べていません」という方に出会います。特に、40代の男性に多いような気がします。

そういう方にお話をうかがっていると、朝食を食べないことが健康に良くないとはまったく思っていない様子で、むしろ摂取カロリーが抑えられるので肥満防止になっているはずだと解釈されていることが少なくありません。

確かに、40歳くらいまでなら、朝食を抜いていてもカラダに大きな変化が出ることはあまりないかもしれません。太ってしまう人もそれほど多くはないでしょう。

しかし、だからといって安心してはいけません。朝食抜きの影響がカラダに出てくるのは、50歳頃からが多いのです。

実際、長年朝食を欠食してきた方の追跡調査を行ったところ、50歳以降になって血糖値や体脂肪が高くなり、糖尿病などの生活習慣病になったり、太ったりする人が増えはじめたという報告があります。

それにしても、なぜ朝食を食べないと、こうした問題が起こってくるのでしょうか。

まず、1日2食が長年の習慣になると、カラダが省エネモードになって消費エネルギーを抑えてしまうため、それだけカラダに脂肪がつきやすくなります。

そして、1日3食の人よりも食事と食事の間隔が長くなるため、食事をしたときに血糖値が一気に上がります。すると、血糖値の上昇を抑えようと、インスリンの分泌量も多くなります。こうした状況が長年続くと、やがてインスリンの分泌量が少なくなったり、働きが悪くなったりして、糖尿病の発症につながると考えられるのです。

そもそも、朝食を食べる行為は体温を上げます。カラダが熱を産生することで基礎代謝が上がりますから、その分、消費エネルギーが増え、太りにくくなります。

ずっと朝食を食べていないという人でも、今からでも遅くありません。毎日朝食を食べて、健康で太りにくいカラダ作りを目指しましょう。

「夜はお酒を飲むからごはんは食べない」は、実はこんなに危険です

「糖質制限」の影響からか、最近、どうもごはんが〝悪者〟扱いされているようです。糖質制限を実施していない人でも、ごはんを食べすぎないように注意している方は年々増加しています。特に、「夜はお酒を飲むからごはんは食べない」という方は、かなりいらっしゃる気がします。

ダイエットしたい、でもお酒は飲みたいという人が、カロリーを調節するためにごはんを控えめにすることは、間違いではありません。しかし、まったくごはんを食べないとなると、話は別。そんな食習慣を続けていると、やせるどころか、糖尿病になってしまうかもしれないのです！

理由は、ごはんを食べないことによる、食物繊維不足。

「食物繊維だったら、ごはんより野菜でしょう。ごはんは食べなくても野菜をたっぷり食べているから大丈夫」と思われるかもしれませんが、事はそれほど単純な話ではありません。

その点をご説明する前に、食物繊維と糖尿病の関係にふれておきましょう。

近年になって、糖尿病の予防に食物繊維が有効であることがはっきりしてきました。食物繊維が腸への糖の吸収を邪魔をするため、糖の吸収に時間がかかることがわかったのです。糖がゆっくり吸収されるということは、糖を代謝するために分泌されるインスリンの量が急激に上がらなくてすみます。インスリンの急上昇が減れば、糖尿病のリスクも下がってくるというわけです。

では、なぜ糖尿病予防のために、野菜だけではなくごはんからも食物繊維をとる必要があるのでしょう。

まず、1日の食物繊維の摂取目標量（30～49歳の男性は20g以上、女性は18g以上）を野菜だけで満たすのはかなり難しいことです。たとえば、レタスだったら4～5個食べなければなりません。

そして、注目すべきは、次のような報告があること。

健康な人を対象に習慣的な食事を調べ、食物繊維摂取量と糖尿病の発症率との関連を研究したところ、ごはんなどの穀物から摂取した食物繊維の量が多いと、糖尿病の予防効果があることがわかってきたというのです。野菜や果物から摂取した食物繊維の量が多くても、糖尿病を予防する効果が見られなかったそうです。

ですから、中高年になった私たちが糖尿病を予防するためには、野菜や果物からだけではなく、穀物からもしっかり食物繊維をとる必要があると考えられます。

第一、ごはんを一切食べないと、いくら野菜を食べていても、栄養のバランスが崩れてしまいます。これでは、仮に食物繊維の目標量を達成できたとしても健康に支障をきたすので、元も子もありません。

夜、お酒を飲むなら、おかずだけでなく、たとえ少なめでも、ごはんもしっかり食べましょう。もちろん、お酒の飲みすぎにも注意してください。

中高年が、若い人以上に「コンビニ」を避けたほうがいい2つの理由

ランチタイムはもちろん、おやつや夜食の際、手軽に利用できる「コンビニ」。レトルト食品、レンジで温めるだけで食べられる食品、お湯を注ぐだけのインスタント食品、清涼飲料水などがいつでもすぐに手に入るので、本当に便利です。毎日忙しい方や、ひとり暮らしの方などは、食べ物といえばコンビニに買いに行くという習慣が身についてしまっているかもしれません。

しかし、若いうちならまだしも、中高年になっても〝コンビニ通い〟の習慣を続けていると、いずれは健康に支障をきたすことがあるので要注意です。

問題はいろいろあるのですが、中でも特に心配な点を、ふたつあげておきましょう。

ひとつめの問題は、骨粗しょう症になるリスクが上がること。

中高年になると、ただでさえ食品からのカルシウムの吸収率が落ちる上に、ホルモンバランスの変化などの影響により骨が弱くなっていきます。それに加えて、コンビニで買ったレトルト食品やインスタント食品ばかり食べていると、さらに骨がもろくなる可能性が高いのです。

原因は、多くの加工食品に保存料として添加されている、リン。歯や骨の成分の一部なのですが、とりすぎるとカルシウムの吸収を阻害します。たとえば、カルシウムが豊富な牛乳や小魚などをしっかり食べていても、同時にリンをたくさんとってしまうと、カルシウムはちゃんと吸収されず、多くが体外に排出されてしまうのです。

そして、ふたつめの問題は、糖尿病になるリスクが上がることです。

こちらの原因は、主に、飲み物に含まれている人工甘味料。

糖質オフのビールやノンアルコール飲料、カロリーゼロをうたった清涼飲料水などに多く含まれているアスパルテームという人工甘味料は、カロリーがなく、糖尿病や肥満の予防に最適と考えられていました。しかし近年になって、とりすぎるとむしろ糖尿病のリスクを上げることがわかってきたのです。

実際、こうした飲み物を週に1本以上飲む男性は、めったに飲まない男性に比べて、糖尿病を発症するリスクが1・7倍になったという報告があります。

また動物実験では、人工甘味料を摂取させ続けたマウスの中には、腸内環境が変化し、血糖値を正常に保つための糖の処理能力が衰えてしまったマウスが現れたという報告もあります。これはつまり、インスリンの分泌量が減ったり、その力が弱まってしまったということであり、〝糖尿病予備軍〟になったことを意味しています。

40歳をすぎると、カラダの機能の衰えによって太りやすくなり、健康な人でも若い頃より血糖値が上がりやすくなりがちです。その点から考えても、アスパルテームが入った飲料をしょっちゅう飲むことは、とてもおすすめできません。

コンビニに足を運べば、簡単に食べられるインスタント食品や人工甘味料入りの飲み物に、つい手が伸びてしまうことでしょう。中高年になったら、せめてこれらの食品を毎日食べたり飲んだりする習慣からは、脱却しておくことです。

年齢を重ねれば重ねるほど、菜食主義はおすすめできません！

かつて、菜食主義＝ベジタリアンが健康的な食習慣としてもてはやされていた時代がありました。スリムな体型の美しいモデルの多くが菜食主義を実践していると聞いて、若い頃は肉や魚を食べずに過ごしていたという女性もいらっしゃるでしょう。

食事でもっとも大切なのはそのバランスですから、菜食主義がおすすめできないことは、みなさん、もうお気づきだと思います。完全な菜食主義者だと、栄養もエネルギーも不足して、全身が老けこみ、疲れやすいカラダになってしまいます。

しかし、中高年のみなさんに私が菜食主義をおすすめしない理由は、もっと深刻です。40歳をすぎて菜食主義を続けていると、動脈硬化になりやすいのです。

動脈硬化といえば、肉を食べすぎる人がなるイメージがあると思います。でも実は、野菜ばかり食べて肉や魚、卵を一切食べないでいる人も、非常に危険です。

そのカギを握っているのは、ビタミンB_{12}。

ビタミンの中でもB_{12}は、動物性食品に含まれていますが、植物性食品にはほとんど含まれていないため、菜食主義者の人は、ビタミンB_{12}が不足してしまうのです。

ビタミンB_{12}が不足すると動脈硬化が進む理由には、ホモシステインという物質が関係しています。これは、必須アミノ酸のひとつであるメチオニンが代謝される過程で作られるものですが、私たちのカラダを傷つける活性酸素を発生させる厄介な存在。

そんなホモシステインが増えないように働いてくれるのが、ビタミンB_{12}なのです。つまり、ビタミンB_{12}が不足すると、血液中で増えてしまったホモシステインが血管の内壁を傷つけ、その傷がもとになって動脈硬化が進んでしまうのです。

若い頃はまだしも、40歳をすぎると誰しもある程度、動脈硬化が進みはじめます。これを少しでも防止するためには、肉や魚といった動物性食品を食べてビタミンB_{12}をしっかりとることが大切です。

未だに菜食主義を続けている方は、肉や魚もとる食習慣にチェンジしましょう。

食後1時間以内のウォーキングが、動脈硬化を予防する

みなさんは、食後のひとときをどんなふうに過ごしているでしょうか。

お茶を飲みながらのんびり過ごしますか？

仕事がなければ、少し横になることもありますか？

食後は胃腸のためにもゆっくりするのがいいといわれてきましたが、まったくカラダを動かさないでいるのは、実はあまり良い習慣ではありません。なぜなら、ほっとひと息ついているその間に、じわじわと動脈硬化が進んでいる可能性があるからです。

動脈硬化になると血流が滞り、脳血管疾患や心臓病など、深刻な病気を引き起こしかねません。「中高年になったら動脈硬化に要注意！」とあちこちで叫ばれるのは、そのためです。

ではなぜ、中高年になると人は動脈硬化になるのでしょう。

個人差がありますが、その要因のひとつが、血液中のブドウ糖の増加。つまり、血糖値の上昇です。

年をとると、誰しも全身の機能が少しずつ落ちていきます。すい臓の機能も落ち、すい臓が分泌しているインスリンの量も少しずつ減っていきます。インスリンは、血糖値を下げる働きを持っていますから、年齢が上がってくると、インスリンの量の低下に伴い、どうしても血糖値も上がってくる方が多いのです。

血液中にブドウ糖が増えた状態が続くと、血液がベトベトして赤血球同士がくっつき、かたまりを作ります。アメなど、糖分の多いものは、手につくとベトベトしますね。あれと同じことが血管の中で起こっているわけです。

ですから、中高年になったら血糖値の上昇を少しでも抑える必要があるのです。方法としては、今まで以上に、甘いものや糖質の高いものを減らすのも有効です。

でも、「今までだって甘いものや糖質の高いものをがまんしてきたのに、これ以上減らすの？」と思ってしまった方のために、食後におすすめの習慣をご紹介しましょう。

食後1時間以内に、ウォーキングを行うのです。ウォーキング以外でも、軽い体操や、掃除などカラダを動かす家事でもかまいません。とにかく、食後のんびりせず、軽くカラダを動かすのです。

通常、血糖値は食後1～2時間以内に急激に上昇します。しかし、この時間帯にカラダを動かせば、ブドウ糖が筋肉組織に取り込まれ、エネルギーとして利用されるので、結果的に血糖値が上がらずにすみます。

40代になったら、血糖値の上昇を防ぐために、食後は意識的にカラダを動かす習慣をつけましょう。

たったこれだけのことで、血糖値の上昇はもちろん、動脈硬化の予防になり、しなやかな血管を保つことができるのです。

閉経後のダイエットは、女性特有の疾患を発症する危険性が

中高年になると、誰しも若い頃よりは太りやすくなってきます。

でも、多くの女性は、いつまでもキレイでいたい、スリムな体型を維持したいと願うもの。若い頃は気にならなかったけれど、30代、40代になって、ダイエットに精を出すようになったという方も、少なくないでしょう。確かに、肥満は健康の大敵ですし、体型がスリムなほうが、身軽だし気分も爽快かもしれません。

しかし、これが50代になると、少々事情が変わってきます。正確にいえば、閉経後の女性は、あまり体脂肪を落とそうと躍起にならないほうが無難なのです。

女性ホルモンは40歳頃から急激に低下し、閉経すると卵巣からの分泌量はがっくりと減ります。では、完全にゼロになるかというと、そうではありません。閉経後も、

わずかですが、カラダの中で作られています。

閉経後も女性ホルモンを作っているのが、実は、脂肪細胞なのです。

言われてみれば、お相撲さんのようにぽっちゃりした男性は、なんとなく胸もあり、どこか女性っぽい印象を持っていませんか？　あれは、脂肪細胞で女性ホルモンが作られていることと関係しています。脂肪組織に存在するアロマターゼという酵素が、副腎皮質から分泌される男性ホルモンをエストロゲンに変える働きをしているのです。

ですから、閉経後、卵巣からの女性ホルモンの量が激減しているのに、過剰なダイエットで体脂肪を減らすと、さらに女性ホルモンが減ってしまいます。

女性ホルモンが激減すると、更年期障害を引き起こし、自律神経のバランスが乱れることでさまざまな不快な症状が現れます。さらに、骨粗しょう症、脂質異常症、性交痛、萎縮性膣炎なども発症しやすくなってしまうでしょう。

閉経後は、体脂肪率が30％以上なければ、そして、生活習慣病の心配がなければ、無理して体重を減らす必要はないと思います。

50代になったら、女性らしさと健康のために、体脂肪を大事にしましょう。

赤ちゃんだけではもったいない！骨粗しょう症予防におすすめのアノ食品

私たちの骨量は、40歳をすぎたころから確実に減っていきます。

特に女性は、更年期を迎えると女性ホルモンのバランスが崩れることで骨からカルシウムが溶け出し、骨量が減って、骨粗しょう症のリスクが上がります。

骨量が減る理由は、それだけではありません。そもそもカルシウムは非常に吸収されにくい栄養素なのですが、年齢を重ねると、その吸収率がさらに下がってしまう運命にあるのです。

食べ物から摂取したカルシウムの腸からの吸収率は、成長期は45％ほどありますが、成人になると25～30％しか吸収されず、しかもこの吸収率は年齢とともにさらに下がっていきます。

ですから、女性ほど顕著ではないにせよ、男性も中高年になると骨量が減っていきます。中高年を迎えた私たちは、男女問わず、今日にも、意識的にカルシウムの摂取量を増やす必要があるのです。

そうはいっても、日々の食事から十分なカルシウムを摂取するのは、なかなか大変。毎食毎食、「今日はどうやってカルシウムを補給しようか」と頭を悩ませていては、せっかくの食事がストレスになりかねません。

でも、ご安心ください。ここで、いつでもどこでも、気軽に利用できる、〝カルシウム補給の救世主〟を、みなさんにご紹介しましょう。

それは、脱脂粉乳です。

スキムミルクという商品名で見かけたことがあるでしょう。かつて、学校の給食で牛乳の代わりに飲んだ記憶がある人もいらっしゃるかもしれません。

脱脂粉乳は、大さじ3杯、わずか18gほどで、カルシウムが216㎎もとれます。これは、コップ1杯（200㎖）の牛乳で補給できるカルシウム量にほぼ匹敵します。

実際、現在の学校給食でも、カルシウム補給のために、料理に脱脂粉乳を加えている学校もあるほどです。

脱脂粉乳は、子どもが飲むものという印象があるのか、あまりおいしくないという印象があるのか、一般家庭ではそれほど利用されていないようです。なんともったいないことでしょうか！

脱脂粉乳は粉末なのでとても扱いやすく、紅茶やコーヒーにスプーンで加えたり、お湯に溶かして飲むだけで、カルシウム補給がいつでもどこでも簡単にできます。料理に加えれば、カルシウムがアップする上に、味がマイルドになります。

さっそく脱脂粉乳を購入して、いろいろな飲み物・料理に加えてみてください。この習慣が身につけば、無理なく、こつこつとカルシウムを補給できるはずです。

サプリメントで亜鉛を補給している人は、過剰摂取で老化を加速

亜鉛といえば、精力アップに効く栄養素として有名です。

不足すると、性機能の低下をはじめ、皮膚炎、免疫力の低下、味覚障害などが起こります。亜鉛は、酵素や、インスリンなどのホルモンの構成成分でもあり、皮膚の炎症や傷の回復時にも必要な、カラダにとって大変重要なミネラルです。

そこで、亜鉛をしっかり補充しようと、精力が減退気味の中高年男性を中心に、サプリメントや亜鉛強化食品を利用している方がけっこういらっしゃいます。

しかし、残念ながら、これは良い習慣とはとてもいえません。

むしろ、知らず知らずのうちに亜鉛をとりすぎて、精力増強どころか、反対に老化を促進しているかもしれないのです！

亜鉛を毎日、多量にとると、まずカラダへの銅の吸収がうまくいかなくなります。すると、銅が原料のひとつになっている抗酸化酵素の働きが悪くなります。抗酸化酵素は、カラダを老けさせ、病気の要因となる活性酸素を無毒化してくれる頼もしい酵素。この働きが悪くなると、体内の活性酸素が増え、老化が加速してしまうのです。

その上、亜鉛をとりすぎると鉄の吸収もうまくいかなくなるため、貧血になることがあります。貧血になれば、カラダのすみずみの細胞に栄養が十分にいきわたらなくなり、肌はもちろん、全身が老けていくことは言うまでもないでしょう。

さらに、亜鉛を過剰に摂取すると、めまい、吐き気、そして善玉コレステロールといわれるHDLコレステロールの低下が見られるという報告まであるのです。

そもそも亜鉛は、ファーストフードやインスタント食品ばかり食べている偏った食習慣を持つ人、風邪をひいたり体調を崩している人以外は、それほど簡単には不足しません。

むしろ最近は、サプリメントや亜鉛強化食品が容易に手に入ることから、亜鉛の過剰摂取になってしまう可能性のほうが高いかもしれません。自己判断で食事以外から安易に亜鉛を補給するのは、控えたほうがよいでしょう。

では、亜鉛不足にならない食習慣とは、どんなものなのでしょうか。

簡単です。毎食、動物性食品をとればよいのです。

亜鉛は、肉、魚、卵などの動物性食品に多く含まれているので、1日3食、主食、主菜、副菜を組み合わせた普通の食事をしていれば、それだけで十分補給できます。

食品以外で亜鉛をとっている人は、いま一度食習慣を見直すことからはじめてみましょう。

不摂生だけじゃない！「命の回数券」テロメアを無駄にする食習慣とは

若い頃に「連日のように夜遅くまで飲んで、最後のシメにラーメンを食べるのが習慣だった」「朝食は食べずにお昼はコンビニの弁当。夜はカップラーメンだった」「よく徹夜で仕事してろくなものを食べていなかった」といった〝不摂生〟は、よくある話です。

でも、そんな生活を続けていた方も、40歳をすぎた頃から「若いからあれでも持ったんですね。今はカラダのためを考えて、規則正しい生活を送っています」と、考えを改められるようです。

もちろん、それは正しい考え方です。健康を維持し、少しでも寿命を伸ばすためには、不摂生を改めることは大前提です。でも、〝染色体レベル〟で寿命を延ばしたいのであれば、もう一歩踏み込んだ食生活の改善が必要です。

それがどんな食生活かは最後にご紹介するとして、みなさんは、「テロメア」という言葉をご存じでしょうか。

テロメアは、私たちのカラダの細胞核の中にある染色体の両側についているひものようなものです。カラダの中で細胞分裂が起きるたびに短くなっていき、短くなればなるほど、私たちの寿命は残り少なくなっていきます。

このためテロメアは、「命の回数券」と呼ばれています。つまり、回数券であるテロメアがなくなれば、私たちの寿命も終わってしまうのです。

たとえば、血管を例に考えてみましょう。

動脈硬化が進んだ血管の内側では、細胞が傷ついてはがれ、死んでいってしまうため、それを補うためにどんどん新しい細胞が作られていきます。そのたびに「テロメア」は短くなり、私たちの寿命もどんどん短くなっていきます。肉の脂肪やバター、紅花油、大豆油、ゴマ油などの油を適量以上に、いつもとっている方は、動脈硬化が進み、すでにテロメアが短くなっているかもしれません。

暴飲暴食などの不摂生や肥満が動脈硬化を進行させ、テロメアを無駄使いさせてしまうことは明白です。朝食を食べないなど、不規則な食生活も同様です。

また、テロメアが短くなるスピードを遅くするには、食物繊維、葉酸、ビタミンE、全粒穀物（玄米、雑穀など未精製の穀物）などの成分が有効であることもわかってきました。

食物繊維と葉酸は、緑色の葉物野菜に特に多く含まれています。ビタミンEは、穀物、野菜、海藻、植物油、魚、肉など多くの食品に含まれています。

つまり、穀物、野菜、海藻、植物油、魚、肉を、主食、主菜、副菜に必ずとりいれた食事を毎日食べる。その上で、リノール酸や飽和脂肪酸のとりすぎに注意する。こうした食習慣こそが、テロメアを長持ちさせ、カラダの芯から寿命を延ばすことにつながると考えられるのです。

牛乳はカラダに良い悪い？
結局どっちなのか？

何年か前のことです。「牛乳はカラダに悪い」という内容の本がベストセラーになったのをきっかけに、牛乳を飲むのをやめてしまった方がけっこういらっしゃいました。

しばらくして、新聞社などから「牛乳がカラダに悪いという科学的根拠はない」という記事が発表されたのですが、残念ながら、一度牛乳についてしまった悪いイメージが完全に払拭されることはなかったようで、今でも牛乳は一切飲んでいないという方が少なからずいます。

本当のところを知りたいという方のために、私はここで、声を大にして宣言しましょう。健康を維持し、長生きするために、毎日コップ1杯の牛乳を飲むべきです！

まず、日本応用老年学会の理事長で医学博士の柴田博氏の著書『肉を食べる人は長生きする』の中で書かれている、注目すべき研究結果をご紹介しておきましょう。

それは、東京都内の地域住民を対象に、70歳のときの牛乳の飲用習慣とその後の生存率との関係を調べたものです。その結果、牛乳を毎日飲んでいた女性がもっとも長生きをし、牛乳を飲まない女性と毎日飲む男性の生存率はほぼ等しく、牛乳を飲まない男性がもっとも短命だったということです。

また柴田氏は、長野県、沖縄県などの長寿地域では、牛乳を飲むことを習慣にしている人が多いことも明らかにしています。

そもそも牛乳は、世界中で古来より飲み続けられています。この一点からも、カラダに悪いはずはないと、私は思います。

実際、牛乳には、たんぱく質、カルシウム、ビタミンA、ビタミンB_2、ビタミンB_6、ビタミンB_{12}など、健康維持に必要な栄養素がバランスよく含まれていますし、「アミノ酸スコア」は100点です。

アミノ酸スコアとは、食品からしかとれない9種類の必須アミノ酸が、どれだけバランスよく含まれているかを示すものです。牛乳は満点ですから、パーフェクトな良質のたんぱく質であることがわかります。

改めて言うまでもなく、たんぱく質は私たちのエネルギー源であるだけでなく、血液、酵素、ホルモンの原料となる大切な栄養素です。その上、免疫力もアップしてくれます。つまり、健康と長寿のためには、絶対に欠かすことができない成分なのです。

富士登山競争やウルトラマラソンなど過酷なレースに参加した人々は、ゴールしたあと、水の次に牛乳が飲みたくなるそうです。これは、筋肉の疲労回復、スタミナ補給に必要な栄養素をカラダが欲しているからだと考えられています。私自身、富士山に登ったとき、牛乳が水よりおいしく感じた経験があります。

あえて牛乳の難点を探すなら、飲む量が多すぎると脂質のとりすぎになることくらいです。その点も、1日200㎖程度なら心配いりません。

毎日コップ1杯の牛乳を飲んで、ぜひ長生きしましょう。

肉や魚の焦げは、食べても大丈夫？それとも食べないほうがいい？

若い頃は気にならなくても、年を重ねると気になってくるのが、がん。確かに、がんの発症率は年齢とともに上がってくるので、中高年になったら、できるだけがんになりにくい食生活を心がけたいものです。

そこで、気になるのが、肉や魚の〝焦げ〟。子どもの頃、「がんになるから食べちゃだめ」と言われてきませんでしたか？　でも、その後、「焦げを食べてもがんにならない」という説も浮上した時期もあり、本当はどうなんだと悩んでいる方も多いのではないでしょうか。

そんな悩める中高年のみなさんのためにも、まずは、がんができるプロセスからご説明しましょう。

細胞のがん化は、〝イニシエーター〟と呼ばれる発がん物質に、〝プロモーター〟といわれる発がん促進物質が作用しないと起こりません。わかりやすくいうと、イニシエーターはがんの〝きっかけ〟で、プロモーターはそれを〝育てる〟要因です。

そして、問題の肉や魚の焦げですが、この中には「ヘテロサイクリックアミン」といって、細胞の遺伝子を傷つけ、がんを発生させる成分が含まれていることがわかっています。焦げに発がん性があるといわれたのは、このためです。

しかしこれは、がんの〝きっかけ〟である、イニシエーターにすぎません。

ですから、焦げを食べても、そこにがんを育てるプロモーターが加わらない、あるいはプロモーターがあってもその働きが弱ければ、細胞ががん化することはありません。つまり、焦げそのものは、食べてもがんになる心配は低いのです。

ところが、です。

私たちが肉や魚などたんぱく質を食べると、腸内にある悪玉菌はフェノール、インドール、二次胆汁酸などを作ります。

そして、これらがプロモーターの役割を果たしてしまうことがわかっているのです。

焼け焦げた肉や魚を食べれば、焦げはもちろん、たんぱく質も当然カラダの中に入ります。ですから、焦げを食べれば、カラダの中にイニシエーターとプロモーターの両方がそろってしまうため、がんになる可能性は上がってしまうでしょう。

同じ理由で、日頃から肉や魚、それらの加工品ばかり大量に食べている人は、腸内にプロモーターが増えている可能性があるといえます。

肉や魚を一度の食事で食べる量は50～100g以内とし、焦げはできるだけはずして食べるようにしましょう。

また、がんの発生には私たちのカラダを傷つける活性酸素も深くかかわっているので、活性酸素を撃退する抗酸化作用の高い野菜を必ず一緒に食べることをおすすめします。

第5章

病気にならない人は

「調理法」を工夫する！

塩分のとりすぎが気になりだしたら、煮物の作り方を見直す

40歳をすぎた頃から気になりはじめるのが、血圧の上昇。高血圧を防ぐために塩分控えめの食事が大事だということは、中高年の健康の基本中の基本です。

でも、減塩の必要性が頭でわかっていても、実際に薄味に変えていくのは、なかなか大変。特に煮物は、長年食べてきた〝我が家の味〟に慣れているため、急に調味料の量を減らすと、どうしてもその味に満足できないものです。

そこで、中高年のみなさんにぜひおすすめしたいのが、煮物を作る際の調味料を入れるタイミングを変えること。

一般的に、煮物を作る場合、味を具材にしみ込ませるために、しょうゆなどの調味料は最初から加えて作ります。その上で、最後にもう一度プラスして味と香りを出し

て仕上げている方が多いでしょう。しかし、この方法だと、調理のはじめと終わりの2回に塩分を加えることになってしまいます。

そうではなく、調理のはじめには調味料を加えず、煮汁が少なくなってきてから、最後の仕上げに調味料を加えるのです。

この方法だと、食材の中までは味はしみ込みませんが、表面に濃い味がつくため、ちゃんとおいしくいただけます。

調味料を加えるのは1回だけですから、以前の作り方に比べて、確実に塩分量を減らすことができます。おいしくて減塩になるのですから、こんなにいいことはありませんね。

だし汁から作る場合は、濃くだしをとることも重要です。そして食材に、うま味の強い干しシイタケや、干し貝柱、干しエビなどを一緒に加えると、いっそう味わいが深くなります。さらに、できあがった煮物に、ミツバ、長ネギ、パセリ、ミョウガ、青ジソ、ニンニクなどをトッピングすれば、煮物の味つけが薄味でも、おいしく食べることができるはずです。ぜひ、減塩対策にお役立てください。

料理酒やみりん風調味料が、高血圧の原因に

中高年になると、多くのみなさんが、塩分のとりすぎを気にかけるようになります。塩分のとりすぎは、高血圧の原因になるなど、健康に悪いことはみなさんもよくご存じでしょう。

塩分の摂取目標量は、成人男性で1日8g未満、成人女性で1日7g未満です。塩は小さじ1杯で5gありますから、しょうゆ、みそなど塩分の多い調味料を使う日本料理は、気にせず調理していると塩分のとりすぎになりがちです。

そこで、調理するとき、薄い味つけにしたり、減塩調味料を使ったり、お酢やレモン果汁などを使って、なんとか塩分のとりすぎにならないように注意されている方も多いと思います。

しかし、残念ながら、それだけでは万全の対策とはいえません。

いったい、私たちの食生活のどこに、それ以外の塩分が潜んでいるというのでしょうか。

みなさんに確認いただきたいのは、料理に使っている、みりんと日本酒です。

実はこの中に、かなりの塩分が入っている可能性があるのです！

みりんには、「本みりん」「みりん風調味料」「みりんタイプ調味料」の3種類があります。もしお使いのみりんが「みりん風調味料」、もしくは「みりんタイプ調味料」であった場合、ボトルの成分表示には、塩分、あるいはナトリウムの含有量が表示されているはずです。

料理酒もそうです。商品名が「日本酒」ではなく「料理用日本酒」となっているものには、塩分が加えられているのです。私が確認したある商品には、塩分2・1％以上と表示されていました。

なお、料理酒は、「料理用日本酒」だけでなく、「料理用ワイン」や「料理用紹興酒」も同様です。どちらも塩分などが加えてあるので、注意が必要です。

なぜこんなことになっているのかというと、みりんや酒に塩を添加すると、酒税法上「酒」の扱いにならなくなるため、販売するとき酒類販売業免許も必要なく、安価で売ることができるからです。

これらのみりんや料理酒に塩分が潜んでいるとはつゆ知らず、魚や肉料理の下ごしらえに、煮物に、吸い物にとたくさん使っていたら、それ以外の部分でいくら塩分を削ったところで、知らず知らずのうちに塩分過剰になってしまうでしょう。せっかくの努力が水の泡になりかねません。

塩分のことを考えたら、「みりん風調味料」「みりんタイプ調味料」「料理用日本酒」などではなく、塩分が加えられていない「本みりん」や「日本酒」を使うようにしましょう。

もし「みりん風調味料」「みりんタイプ調味料」「料理用日本酒」を使うのであれば、塩分が入っていることを常に意識して、使用量を見直してください。

漬物は、なるべく薄く切るだけで、少量でも満足感アップ

日本人の食事に欠かせない脇役といえば、漬物でしょう。食事はもちろん、酒のつまみ、お茶うけにと、さまざまな場面で愛されてきました。

しかし、近年は、その塩分の高さから敬遠されるようになってきています。特に中高年の方々の間では、本当は大好きだけれど、血圧のことを考えてがまんしているという方も少なくないようです。

確かに漬物は塩分が高いのですが、実は、よい点もいろいろあります。

その塩味が胃酸の分泌を高めてくれるので、食欲がないときにもごはんがすすみます。夏場など、汗を大量にかいたときには、ミネラル類の補給にも役立ちます。

特にぬか漬けは、ビタミンB1が豊富なので疲労回復効果も期待できるし、カルシウ

ム、マグネシウム、鉄などのミネラルや、食物繊維も豊富です。

ですから、漬物は、無理にがまんして食べないようにするよりも、適量を守った上で、むしろ上手に健康に役立てたほうが得策だと思います。

そこで、塩分が気になるみなさんに、健康に役立つ漬物の食べ方をご提案しましょう。おすすめの量は1日1回、ぬか漬けであれば5～6切れ（20～30g）です。漬物好きの方は、「それじゃあ、食べた気がしない！」と思われるかもしれませんが、そんな方は調理にひと工夫すればよいのです。

やり方はカンタン。薄く切るだけです！

たとえば、今まで1切れ分だった厚さを、2切れ分に切ってみましょう。そうすれば、いつもの5切れを、2倍の10切れに増やすことができます。

漬物の数が増えると、何度も口に入れることができるため、少ない量でも満足感が生まれます。あるいは、薄く切った上でいつもの枚数にとどめておけば、1日に食べる総量を減らすことができます。これなら、塩分を気にして漬物をがまんしていた人も、安心して食べられますし、健康にも役立ちます。

年齢とともに味覚も鈍る!?
どんどん濃い味つけになっていくのを防ぐには

私たちのカラダの機能や能力は、残念ながら、年齢とともにほとんどのものが落ちていく運命にあります。視力・聴力をはじめ、筋力、免疫力、疲労回復力、集中力や記憶力なども例外ではありません。

そんな中で、年齢とともに落ちていくけれど、最初はなかなか気づきにくい機能があります。それが、味覚です。

実は、年齢を重ねるほど、舌にある味を感じる味蕾《みらい》細胞の数が減少するなどして、その感度が鈍っていくのです。中高年以降になると、薄味よりも濃い味を好む人が増えてくるのはそのためです。

これはつまり、何十年と同じ味のみそ汁を作っているつもりでも、以前よりも濃いみそ汁を飲むようになっている可能性があるということ。知らず知らずのうち、年齢とともに塩分量が増えてきているかもしれないのです。

食事中、「最近どうも味が薄い」「何か物足りない」と感じることがある人は要注意です。自覚がないまま過ごしていると、みそをはじめ、塩やしょうゆなどの調味料をたくさん使うようになり、知らぬ間に高血圧になってしまうかもしれません。高血圧が進めば、動脈硬化、心臓病、脳卒中などのリスクは当然上がります。

そこで、40歳をすぎたら、早いうちから味つけを薄味に変えて、好みの味をできるだけ薄くしておくことをおすすめします。そうしておけば、何もかもがどんどん濃い味つけになっていくのを防げます。

特に、毎食、みそ汁・漬物・佃煮がないと食べた気がしない人、めん類はスープまで飲み干してしまう人、お寿司を食べるときたっぷりとしょうゆをつける人、何にでもしょうゆをかけないと気がすまない人は、早急に食事の味つけを見直してください。

また、外食や、市販の弁当・惣菜をよく利用する人も気をつけたほうがいいでしょう。これらは、もともと濃い味つけになっていることが多いため、日常的に利用していると薄味に満足できなくなっている可能性が高いのです。

では、薄味に慣れるための、調理のポイントをいくつかご紹介しておきましょう。

まず、みそ汁は1日1杯、漬物は1日1回20g程度（きゅうりのぬか漬け5切れ程度）にする。

だし汁を濃いめにとり、減塩調味料を使うようにする。

納豆などについているタレは半分残す。

刺身や野菜サラダを食べるときは、しょうゆやドレッシングを常にスプーンで計量し、使用量を一定に保つように心がける。

できれば、レモン、ユズなどの果汁、コショウ、山椒を利用して、塩味ではなく、風味を楽しんで食べられるように、味覚のバリエーションを広げてください。

慣れてくれば、素材の味がわかっておいしいものです。

唾液の分泌が減少してくるので、酸味のある料理をとりいれる

食事をするとき、口の中になくてはならない、唾液。

唾液には消化酵素がたっぷり含まれています。私たちが食べ物をおいしく食べ、しっかり消化してその栄養を吸収するためには、唾液が十分出ていることはとても重要です。

「唾液なんて、いつもちゃんと出てるけど……」と思っていらっしゃるかもしれませんが、残念ながら、年を重ねるごとに、その分泌量は低下していきます。実際、中高年になると、唾液が減って口の中が乾いてしまう「ドライマウス」になる人が増える傾向にあります。抗加齢医学の世界では、唾液の分泌量を、口腔年齢の評価基準にしているほどです。

ですから私たちは、中高年になったら唾液の分泌を促すために、食べ物や調理方法を工夫していくべきなのです。

唾液の分泌を促進するものといえば、やはり酸っぱいものでしょう。人は酸っぱいと感じると、これを中和しようとして唾液がたくさん出るようになっています。

甘みや塩味に比べると敬遠されがちな酸味ですが、これからは、マリネ、酢の物、梅干しなど、酸っぱい食品を積極的に食卓にとりいれていきましょう。

もちろん、酸味のきいたフルーツも、もっと食卓にとりいれていただきたいと思います。グレープフルーツ、夏ミカン、イチゴなどをデザートにしたり、サラダに加えてみてはいかがでしょう。

レモン、カボス、ユズ、シークヮーサー、ライムなどの果汁を調味料代わりに利用したり、料理や飲み物に絞ったりするのもおすすめです。

唾液が不足すると、消化が悪くなって胃腸に負担がかかるだけでなく、虫歯や歯周病、口内炎、口臭などの一因にもなります。消化器官と口腔の健康のために、酸っぱいもので唾液の分泌をどんどん促してください。

カルシウム不足を補うため、かつおだしより煮干しだし！

中高年になったら必ず注意したい食生活のポイントのひとつが、カルシウムの補給です。もともとカルシウムは吸収しにくい栄養素なのですが、ある程度の年齢になると、その吸収率はさらに落ちてしまいます。また、50歳前後になるとホルモンバランスが崩れてくるため、その影響を受けて骨がもろくなってきます。

そのため、中高年になったらカルシウムを積極的に摂取していかないと、男性も女性も、やがて骨粗しょう症になってしまう可能性が高いのです。骨粗しょう症になれば、ちょっとした転倒でも足を骨折してしまいます。高齢者の場合、それをきっかけに寝たきりになってしまう方もいらっしゃいます。

そこで、私たちが無理なくカルシウムを補給できる、とても便利な調理法をご紹介したいと思います。

毎日、だしをとるとき、かつおぶしではなく、煮干しを使うのです。

それも、私のおすすめは、煮干しを丸ごとミキサーで粉砕し、それを鍋の中で溶いて、だし汁にする方法です。

煮干しは、ご存じの通り小魚を煮て干したもので、カルシウムが豊富です。普通に煮干しでだしをとっても、かつおぶしでだしをとったときよりカルシウムはたくさんとれますが、粉状にして丸ごといただけば、さらにカルシウムの摂取量は上がります。

たとえば、1杯のみそ汁に含まれるカルシウム量は、かつおだしのもので4mg、普通の煮干しだしのもので6mgですが、煮干しを丸ごと使った場合は110mgにもなるのです。

しかも、煮干しを丸ごと食べることで、同時にビタミンDもとれます。

ビタミンDは、カルシウムの吸収率を上げてくれる大事な栄養素。カルシウムの補給というと、ついカルシウムにばかり目がいきがちですが、ビタミンDを一緒にとることが非常に大切なのです。

その上、煮干しを食べれば、鉄も補給できるので、貧血予防にもなります。血液をサラサラにする働きがあることで知られるエイコサペンタエン酸と、ドコサヘキサエン酸も補給できます。

中高年の栄養補給にこれほど便利な食品はなかなかないと思います。

今までかつおだしを利用していた方は、できるだけ早く煮干しの粉末だしに替えましょう。

カロリー過多を予防する、野菜炒めの調理法とは

あなたは、健康のために、野菜をたくさん食べようと努力していますか？　そして、野菜はどうやって調理していますか？

改めて言うまでもなく、野菜はビタミンなどの栄養が豊富な上に低カロリーなので、健康を保つためにたくさん食べていただきたい食材です。

しかし、野菜も調理法によっては、カロリー過多を招き、脂質異常症や肥満の一因になってしまう可能性があることは、残念ながらあまり意識されていないようです。

注意していただきたいのは、野菜炒め。

野菜炒めを作るとき、野菜の切り方次第では、低カロリー料理のはずが、高カロリー料理になってしまっているかもしれないのです。

たとえば、ゴボウ、ニンジン、レンコン、カボチャなどの硬い野菜です。

これらは薄く切っておかないと、炒める際になかなか火が通らないため、どうしても必要な油の量が増えてしまいます。

カロリー過多になるのを防ぐために、薄めにカットして野菜炒めに利用しましょう。厚めにカットするなら、先にレンジで加熱して柔らかくしておき、それから炒めるようにしましょう。これなら、油の量が少なくてすみます。

また、油を吸い込みやすいナスも、炒め物に使うとカロリー過多になりやすい野菜です。やはり先にレンジで加熱してから炒め物に加えましょう。

そして、野菜炒めを作る場合に注意してほしい、もうひとつ重要なポイントがあります。それは、どんな油を使っているか、ということ。

油にはいろいろな種類がありますが、オリーブオイル、米油、菜種油（キャノーラ油）など、血液サラサラ効果が期待できる成分を含んだものがあります。どうせ油を使うなら、こうした油を選び、生活習慣病を予防しましょう。

ただし、こうした油の健康効果は、一定量までならパワーを発揮しますが、とりすぎは禁物。油は1g9kcalもあるので、大さじ1杯で120kcalにもなります。使いすぎれば、当然体脂肪を増やし、メタボを増長することになってしまいます。カラダによい油でも、量にはくれぐれもご注意ください。

また、炒めるときにベーコンや油揚げを利用するとコクが出ておいしくなりますが、これらを日常的に利用している人も、カロリー過多になっている可能性があります。たとえば、ベーコンは100gで405kcal、油揚げは100gで410kcalもあるのです。

どうしても、油揚げやベーコンを利用したい人は、油抜きしてから調理しましょう。油揚げは、油抜きするだけで、100gで288kcalとだいぶカロリーが減ります。

ベーコンを油抜きするには、耐熱皿にキッチンペーパーを敷き、その上に切ったベーコンを並べてレンジで加熱します。加熱時間は量によりますが、500Wで1～2分が目安です。こちらも、100gで70kcalと、かなりカロリーを減らせます。

白米に「押し麦」をプラスするだけで生活習慣病のリスクが激減！

最近、日本人の食物繊維摂取量が減少傾向にあることをご存じでしょうか。

そう聞くと、「ああ、やっぱり、日本人は野菜を食べる量が減っているのね」と思われる方は多いでしょう。でも、日本人の食物繊維の不足は、野菜の食べる量ではなく、別の、思いもよらないところに原因があると考えられています。

問題は、主食。そう、ごはんです。

食物繊維といえば、まず野菜が頭に思い浮かぶかもしれませんが、ちゃんとごはんを食べていると、穀類からも意外と多くの食物繊維を補給できます。その点、昔の日本人は3食しっかりごはんを食べていたのでそれなりに食物繊維がとれていたのですが、最近、糖質制限食の影響などもあって、ごはんをあまり食べなくなってきたことで、不足気味の人が増えていると考えられるのです。

こうした食物繊維の不足は、近年、日本人に生活習慣病の人が増えていることと、何かしら関係があるのではないかと、私には思えてなりません。

そこで、中高年のみなさんにぜひおすすめしたい、食物繊維をしっかり補給できる白米の調理法があります。

毎日ごはんを炊くとき、白米に押し麦をプラスするのです。

白米7割に対して、押し麦3割が、食物繊維たっぷりで、しかも食べやすい割合だと思います。ごはん1杯分の食物繊維の量は、白米だと0・5gですが、この割合のごはんだと4・6gになります。

そして、私が押し麦をおすすめする最大の理由は、押し麦に水溶性食物繊維であるβ-グルカンが豊富に含まれているからです。

食物繊維には、水溶性と不溶性の2種類があります。どちらもそれぞれに効能が期待できるのですが、生活習慣病予防の観点からは、水溶性食物繊維をしっかりとることが、より大切なのです。

水溶性食物繊維のβ－グルカンは水分を吸収して膨らんで、食事で摂取した食品の胃での滞留時間を長くし、小腸での糖の吸収速度を遅くしてくれます。その結果、血糖値の急な上昇を避けることができます。また、コレステロールの吸収も妨げ、体外に排出しやすくします。つまり、糖尿病をはじめ、脂質異常症、高血圧、動脈硬化などの防止に役立つのです。

それればかりではありません。β－グルカンは大腸にまで届き、これをエサとして乳酸菌、ビフィズス菌などの善玉菌が元気になるため、腸内環境が良くなることもわかっています。

いつものごはんに押し麦を入れるだけでこんなにカラダに良い効果が期待できるなんて、実行しない手はありませんね。

ぜひ明日から、白米に押し麦をプラスして、しっかり水溶性食物繊維を補給してください。

抗酸化力をアップするために、ジャガイモは皮ごと食べる

私たちにとって、非常に身近な食材であるジャガイモ。ポテトフライ、ベイクドポテト、肉ジャガ、カレーやシチューなどなど、さまざまな料理に利用されています。

そんなジャガイモの主な成分は糖質の一種であるでんぷんですが、実はビタミンCも豊富に含んでいます。

ご存じの通りビタミンCは、肌のハリを保つなど、老化を予防し、免疫力を増強してくれる、私たちの健康に欠かせない栄養素です。また、カラダを傷つけ、老けさせてしまう活性酸素を撃退してくれる抗酸化作用もあり、40歳をすぎたら、若い頃以上にたくさん摂取したい栄養素の代表格でもあります。

ビタミンC補給のための食材といえば、ミカンなどの柑橘類や、イチゴ、キウイなどのフルーツを思い浮かべる方が多いと思いますが、実は、ジャガイモはビタミンC補給にもってこいの食材ということをご存じでしょうか。

ビタミンCは、水に溶けやすかったり、熱に弱かったり、酸化しやすかったりするとても繊細な栄養素であるため、なかなか思うように吸収できません。ところが、ジャガイモの場合、豊富に含まれているでんぷんがビタミンCを保護する役割を果たしてくれるため、効率よくビタミンCを補給することができるのです。

さて、そんなジャガイモのビタミンCを、さらにしっかりと、しかも簡単に吸収できる調理法があります。

それは、皮をむかずに調理すること。

ジャガイモのビタミンCは、実は皮の部分にもっとも多く含まれているのです。たったこれだけのことで、同じジャガイモでもビタミンCを増やすことができるのですから、実行しない手はないでしょう。

その上、皮にはクロロゲン酸という抗酸化物質も、実より多く含まれています。

ポテトサラダなどは皮つきのままでは無理ですが、多くの場合、慣れれば皮がついていても問題なくおいしく食べられるはずです。

皮の部分はタワシなどでゴシゴシよく水洗いし、加熱調理すれば、衛生的には問題ありません。

ただし、芽や皮の青い部分にあるソラニンにだけは注意してください。

ソラニンは大量にとると、吐き気などを起こす有害物質です。調理する際、芽と皮の青い部分だけは、しっかりと厚めに切り取る必要があります。

なお、ジャガイモは太陽光を浴びるとソラニンが増えるので、保存の際、日に当たらないように気をつけましょう。

香辛料の〝2度使い〟が、病気にならないカラダを作る

私たちのカラダは、なぜ老けたり、病気になったりしてしまうのでしょうか。

皮をむいたリンゴは、そのまま置いておくと茶色くなります。あれは、リンゴが酸素に触れることで起きる変化で、つまり〝酸化〟です。私たちのカラダの中でも、こうした酸化は日々起きており、細胞の酸化が進むことは、カラダが老けたり、病気になったりする、最大の原因のひとつなのです。

でも、私たちのカラダには、もともと抗酸化作用という働きがあり、細胞が酸化するのを阻止しています。抗酸化作用がいつもしっかりパワーを発揮していれば、健康も若さもいつまでも維持できるといっても過言ではありません。

そして残念ながら、年をとると、抗酸化作用はどうしても落ちていきます。

若い頃は、徹夜をしてもすぐに元気になり、紫外線を浴びてもシミになることも少なく、体臭も無臭だったと思います。これらはみんな、抗酸化作用が強かったからです。では、今はどうでしょう。徹夜をしたら復活するまでに時間がかかるし、シミもできやすくなり、体臭も気になるようになってきたのではないでしょうか。

そこで、「若い頃はよかったなあ……」と感じてしまう中高年のみなさんのために、食事でカラダの中の抗酸化力を上げるよい方法をご紹介しましょう。

抗酸化作用のある香辛料を活用するのです。

抗酸化作用のある香辛料は、ターメリック（クルクミン）、ローズマリー、セージ、オールスパイス、クローブ、タイム、オレガノなどがあります。これらの香辛料は、独特の香りが食べ物をおいしくし、食欲をそそります。その上、高い抗酸化作用がありますしかも、カロリーも塩分量も気にする必要はありません。おいしく食べられる範囲で、どんどん活用しましょう。

香辛料を調理に使う際には、ちょっとしたポイントがあります。

粉末状になっているものを、2回に分けて使うのです。

香辛料の抗酸化作用は、加熱している間に、だんだん弱まることがわかっています。カレーを作るとき、香辛料の抗酸化力がどれくらい減るのか調べた報告によると、香辛料を5分間炒めるだけで約50％、さらに具材と10分間煮込むことで約20％低下するそうです。炒める温度が高くなれば高くなるほど、また、煮込む時間が長くなれば長くなるほど、抗酸化力は弱まってしまいます。

しかし、香辛料は加熱することで香りが立ち上がり食材がおいしくなるので、まったく加熱しないわけにはいきません。

そこで、まず下ごしらえや加熱調理の最初に1回使い、料理が完成したら、最後の仕上げにもう1回香辛料をプラスするのです。

こうすれば、香辛料の香りもしっかり出るし、加熱によって失われた抗酸化力も、最後のひとふり分で相殺できます。

市販の粉末状の香辛料であれば、肉料理、魚料理、カレーやシチュー、スープなどの煮込み料理などに、いつでも手軽に加えられるので、とても簡単です。調理の際、香辛料をどんどん活用して、カラダの抗酸化力アップに努めましょう。

鉄鍋や鉄のフライパンを、中高年におすすめするワケ

カルシウム同様、私たちが不足しがちで、吸収しづらい栄養素に、鉄があります。

鉄は、カラダの中で酸素を運ぶヘモグロビンの原料です。鉄が不足してヘモグロビンの量が減ると、カラダの組織へ酸素が十分にいきわたらなくなるため、カラダのあちこちの機能に支障が出ます。すると当然、疲れやすくなったり、持久力がなくなったり、頭痛、動機、息切れ、食欲不振などの諸症状が現れてきます。

鉄はもともと栄養素の中でも吸収率の非常に悪いミネラルですが、加齢とともにカラダが鉄を吸収する力はさらに落ちていきます。

ですから、中高年になると、男女問わず、鉄が不足する可能性が高まるのです。

鉄が豊富な食品といえば、豚や鶏のレバー、アサリ、ヒジキ、ホウレン草、小松菜、

大豆などがあげられます。しかし、こうした食品ばかり食べているわけにもいきませんし、食事で鉄を補給するのは、実際のところ、かなり大変です。

鉄には、ヘム鉄と非ヘム鉄という2種類があり、非ヘム鉄は特にカラダに吸収されづらいのです。先にあげた鉄が豊富な食材でも、ヒジキ、ホウレン草、小松菜、大豆は、残念ながらすべて非ヘム鉄であり、鉄を豊富に含んでいる割に、なかなかその効果が得られません。

じゃあ、どうやって鉄を補給すればよいのかとお悩みの中高年のみなさんに、とても簡単で確実な、鉄を補給できる方法をお教えしましょう。

毎日使う鍋やフライパンを、鉄製のものにするのです。

これだけで、調理するたびに微量ながらも鉄が溶け出し、毎日、少しずつ鉄を補給できます。しかもうれしいことに、この鉄は、体内で吸収されやすいヘム鉄です。

さらなるポイントとしては、鉄を溶けやすくするために、酢をはじめ、ケチャップ、ソース、みそ、しょうゆなど、酸性の調味料を使うこと。これらの調味料を使った上で、料理を入れている時間が長ければ長いほど、鉄が溶け出す量は多くなります。

たとえば、トマトソースを使った煮込み料理、ビーフシチュー、酸辣湯《サンラータン》などは、鉄がもっとも溶け出しやすい料理といえるでしょう。

また、酢の物などを作るときも、ガラス製のボウルなどを使わず、あえて鉄製の鍋の中で作るのも一案です。しばらく時間をおいておけば、鉄の量がアップします。

鉄製のヤカンを使ってお湯を沸かすだけでも、少量ですが鉄が溶け出します。

先に述べた通り、鉄は普通の食事だけで十分吸収することはかなり難しいですし、鉄が豊富なメニューばかり食べていたら、それはそれで栄養が偏ってしまいます。

だったら、わずかずつでも、毎日平均的に切れ目なく補給する方法をとったほうが、効率的だと思います。いつもの調理に鉄製の鍋やフライパンを使うだけですから、お金も手間もかかりません。ぜひ、実行してみてください。

ぜひ知っておきたい！健康寿命を延ばす、この食べ合わせ

栄養のある食材を選んで食べていれば、どんな組み合わせであっても、吸収できる栄養素に大きな変わりはないと思っていませんか？

私たちのカラダが栄養を吸収し、それを健康のために利用する仕組みは驚くほど複雑です。ですから、たとえば1週間以内に同じ食材を同じだけ食べるにしても、その食べ合わせ次第で、どれだけの栄養を吸収でき、それがどれだけのパワーを発揮してくれるかは、大きく変わってくるのです。

特に、中高年になると、加齢とともに内臓の機能がどうしても衰えていくため、若い頃に比べて栄養の吸収率も悪くなっています。どうせ食事をするなら、いっそう効果的な食べ合わせで、効率よく栄養を摂取したいところです。

そこで、中高年の方々に特におすすめの、代表的な食材の食べ合わせを以下にあげておきます。

まずは、豚肉と、ニンニクまたは玉ネギの組み合わせ。これは、豚肉に含まれているビタミンB_1と、ニンニクや玉ネギに含まれているアリシンなどの含硫化合物が合わさってアリチナミンとなり、ビタミンB_1の疲労回復効果を持続させます。

次に、牛乳と魚の組み合わせです。牛乳のカルシウムと魚のビタミンDを一緒にとることで、カルシムの吸収率がぐんとアップします。カルシウムは単独では吸収されないため、ビタミンDの力があるのとないのとでは、栄養的にまったく効果が変わってくるのです。なお、ビタミンDは脂溶性のビタミンであるため、油を使った調理にすると、より吸収が高まります。

同じ理由で、魚料理のあとにヨーグルトを食べる、というのもよいでしょう。

そして、貝類とレモン汁の組み合わせも覚えておいていただきたいと思います。

こちらは、貝類に含まれる鉄の吸収を、レモン汁に含まれるビタミンCが上げてくれます。同様に、ヒジキやホウレン草など、カラダに吸収されづらい非ヘム鉄を含む食品を食べるとき、ビタミンCをたっぷり含んだレモン汁をかけたり、柑橘類をデザートにしたりするのも、よい組み合わせだと思います。

みなさんもよく食べていると思いますが、野菜サラダとオリーブオイルの組み合わせもおすすめです。野菜に含まれているビタミンCとオリーブオイルに含まれているビタミンEが、お互い協力しながら体内の活性酸素と戦ってくれます。

最後に、忘れてはならないのが、肉料理と、海藻やキノコ類の組み合わせです。海藻やキノコ類に含まれている食物繊維が、肉に多い脂質の吸収を抑えてくれます。

海藻やキノコ類以外にも、未精製の穀物や、ブロッコリーなどの野菜類も食物繊維が豊富なので、肉など脂質が多い食品に組み合わせると効果的です。

ここに紹介した組み合わせは、健康を維持し、長生きするために必要な、基本の組み合わせです。毎日の食事を考える際に、お役立てください。

「料理をする人はボケない」を実証する、これだけの理由

年齢が上がるにつれて、特別料理好きな方をのぞくと、「以前ほど自分で料理をしなくなった」という人が増えてくるようです。

近年は、外食産業はもちろん、スーパーのお惣菜コーナーや単身者や高齢者向け食事の宅配サービスなども充実しているので、家で自分で調理する必然性が下がってきているのでしょう。

しかし、いつまでも脳を若々しく保ちたいのであれば、料理はできるだけ自分で作るに越したことはありません。

実際、2004年、大阪ガス株式会社と東北大学未来科学技術共同研究センターの川島隆太教授の共同研究によって、調理をすると脳が活性化することが、科学的に証

明されています。

自分で調理するときのことを、ちょっと思い浮かべてみてください。

まず、どんな献立にするか考えるところから、頭を使うはずです。

何人分作るのか、料理に使う食材は足りているか。足りていなければ、どこでどう手に入れるか。購入費用のことなども、当然考えるでしょう。

下ごしらえでは、手先を動かして食材をカットします。包丁を使うので、手を切らないように注意するでしょう。こうした手作業も、脳を活性化するのです。

加熱作業は火加減や火の扱いに注意が必要ですから、緊張が強いられ、これも脳を活性化します。盛りつけ作業で頭や指先を使うことが脳に良いことは、もはや説明不要でしょう。

さらに、作る料理が何品かあれば、調理の順番や段取りも考える必要が出てきます。

そして、完成した料理がおいしかったら、あるいは「おいしい」と喜ばれれば、達成感と満足感が味わえることで、脳が若返ります。

この通り、料理は数々のプロセスを踏むため頭を使います。それが、毎食のことになれば、相当な脳のトレーニングになることは明らかです。

その上、市販の惣菜や外食は往々にして味が濃く、栄養バランスも偏りがちなので、自分で調理することは、脳だけでなくカラダ全体の健康維持につながります。

一般に自宅で調理を担当する女性が男性よりも長寿な理由のひとつには、こんなことも関係しているのかもしれませんね。

ちなみに、大阪ガスと川島教授の共同研究は、２００５年、定年退職後の男性を対象にした実験も行い、その場合も調理習慣によって脳機能が向上することが認められたと報告しています。

いくつになっても、脳もカラダも元気でいたいはず。さあ、みなさん、面倒くさがっていてはいけません。ボケ防止のためにも、中高年になったら、率先して自ら厨房に立ちましょう！

参考文献

「消化管は泣いています」内藤裕二／ダイヤモンド社
「佐々木敏の栄養データはこう読む！」佐々木敏／女子栄養大学出版部
「ハッピーエイジングに効く食事」第14回日本抗加齢医学会総会運動企画／日経ヘルス
「日本人の食事摂取基準　２０１５年版」菱田 明・佐々木 敏［監修］／第一出版
「日本食品成分表　２０１５年版（７訂）本表編」医歯薬出版［編］／医歯薬出版
「アンチエイジングン医学の基礎と臨床」日本抗加齢医学会専門医・指導士認定委員会［編集］／メジカルビュー社
「食べものとがん　がんを遠ざける食生活」津金昌一郎／薬事日報社
「いちばん詳しくて、わかりやすい！栄養の教科書」中嶋洋子［監修］／新星出版社
「食べ物はこうして血となり肉となる」中西貴之／技術評論社
「ミツカン社員のお酢レシピ」ミツカン／幻冬舎
「食が体をつくる　健康も不健康も」長谷川俊郎／素人社
「革命アンチエイジング」ロナルド・クラッツ、ロバート・ゴールドマン、岩本俊彦［監訳］／西村書店
「臨床調理」玉川和子、口羽章子、木地明子、小林ゆき子／医歯薬出版
「カルシウム講座」上西一弘［監修］／ワダカルシウム製薬
「時計遺伝子ダイエット」香川靖雄／集英社
「栄養「コツ」の科学」佐藤秀美／柴田書店

参考ホームページ

脂質と血栓の医学　／　厚生労働省　／　農林水産省酢の健康百科　／　国立がん研究センター　／　カロリーSlism　／　Cookpadおいしい健康　／　大阪ガス

編集協力…………上原章江
本文デザイン……青木佐和子

青春新書
PLAYBOOKS
人生を自由自在に活動《プレイ》する

人生の活動源として

いま要求される新しい気運は、最も現実的な生々しい時代に吐息する大衆の活力と活動源である。

文明はすべてを合理化し、自主的精神はますます衰退に瀕し、自由は奪われようとしている今日、プレイブックスに課せられた役割と必要は広く新鮮な願いとなろう。

いわゆる知識人にもとめる書物は数多く窺うまでもない。

本刊行は、在来の観念類型を打破し、謂わば現代生活の機能に即する潤滑油として、逞しい生命を吹込もうとするものである。

われわれの現状は、埃りと騒音に紛れ、雑踏に苛まれ、あくせく追われる仕事に、日々の不安は健全な精神生活を妨げる圧迫感となり、まさに現実はストレス症状を呈している。

プレイブックスは、それらすべてのうっ積を吹きとばし、自由闊達な活動力を培養し、勇気と自信を生みだす最も楽しいシリーズたらんことを、われわれは鋭意貫かんとするものである。

―創始者のことば―　小澤和一

著者紹介

森 由香子〈もり ゆかこ〉

管理栄養士。日本抗加齢医学会指導士。

東京農業大学農学部栄養学科卒業。2005年より、東京・千代田区のクリニックにて、入院・外来患者の血液検査値の改善にともなう栄養指導、食事記録の栄養分析、ダイエット指導などに従事している。また、フランス料理の三國清三シェフとともに、病院食や院内レストラン「ミクニマンスール」のメニュー開発、料理本の制作などを行う。抗加齢指導士の立場からは、〈食事からのアンチエイジング〉を提唱している。

著書に『なぜベトナム人は痩せているのか』(幻冬舎新書)、『太らない人の賢い食べ方』(宝島社)、『その食べ方では毒になる!』『老けない人は何を食べているのか』『疲れやすい人の食事は何が足りないのか』『病気にならない人の野菜の食べ方』『1週間「買い物リスト」ダイエット』(小社)などがある。

病気《びょうき》にならない人《ひと》は何《なに》を食《た》べているのか　青春新書 PLAYBOOKS

2017年2月1日　第1刷

著者　森《もり》　由《ゆ》香《か》子《こ》

発行者　小澤源太郎

責任編集　株式会社プライム涌光

電話　編集部　03(3203)2850

発行所　東京都新宿区若松町12番1号 〒162-0056　株式会社青春出版社

電話　営業部　03(3207)1916　振替番号　00190-7-98602

印刷・図書印刷　製本・フォーネット社

ISBN978-4-413-21078-2